控尿酸、防痛风，
食养全家一本就够

史文丽 ／ 编著

中国轻工业出版社

图书在版编目（CIP）数据

控尿酸、防痛风，食养全家一本就够 / 史文丽编著 . 一
北京：中国轻工业出版社，2024.4
ISBN 978-7-5184-4608-7

I. ①控… II. ①史… III. ①痛风—食物疗法—食谱
IV. ①R247.1 ②TS972.161

中国国家版本馆 CIP 数据核字（2024）第 031822 号

责任编辑：赵　洁　　责任终审：张乃东　　　　设计制作：悦然生活
策划编辑：付　佳　　责任校对：朱　慧　朱燕春　　责任监印：张　可

出版发行：中国轻工业出版社（北京鲁谷东街 5 号，邮编：100040）
印　　刷：北京博海升彩色印刷有限公司
经　　销：各地新华书店
版　　次：2024 年 4 月第 1 版第 1 次印刷
开　　本：710×1000　1/16　印张：12
字　　数：200 千字
书　　号：ISBN 978-7-5184-4608-7　定价：49.80 元
邮购电话：010-85119873
发行电话：010-85119832　010-85119912
网　　址：http://www.chlip.com.cn
Email：club@chlip.com.cn
版权所有　侵权必究
如发现图书残缺请与我社邮购联系调换
230848S2X101ZBW

众所周知，痛风的形成与生活方式（包括饮食习惯）的关系最为密切，属于生活方式病，是典型的"病从口入"。

我从事临床营养工作30年，多年临床经验证实，营养均衡不仅能降低痛风的发病率，还能调节患者的免疫力。

从医期间，我通过提供科学的营养指导，帮助许多痛风患者缓解病痛。很多患者从什么也不敢吃，不吃又担心免疫力下降，到改变吃法，遵循以下原则：控热量，尿酸不堆积；嘌呤不超，代谢无压力。最后实现想吃啥就吃啥，从此告别想吃不敢吃的烦恼。

我总结的"食养痛风、全家受益"的饮食方案，是在新版《中国高尿酸血症与痛风诊疗指南》基础上形成的，主要有四大特色：（1）重视关键营养素，通过补充营养素，帮助痛风患者减少痛风发作次数；（2）运用"手掌法则"，用拳头、手掌、拇指等衡量吃多吃少，缓解痛风患者的焦虑；（3）制订专属人群的三餐餐单，解决全家人的营养困惑，不被痛风打扰，安心享受美食；（4）结合痛风急性发作期、缓解期和合并症特点，给出饮食调养方案和细致讲解，有效缓解病情。

这本书以防治痛风、食养全家为主线，详细解析食材降尿酸的原理和食材搭配优选吃法，让全家人一起吃得更营养、更美味、更幸福。还有食谱推荐，让痛风患者照着做，不费力、更省心，快速摆脱痛风困扰。

希望本书能更好地帮助痛风患者及其家人，共同坚持预防为主的食养之道，享受无痛的幸福生活。

史文丽

Q1

高尿酸血症和痛风的具体判断标准是什么？

正常嘌呤饮食状态下，无论男性还是女性，非同日2次空腹血尿酸水平高于420微摩/升，即称为高尿酸血症。如果血尿酸超过其在血液或组织液中的饱和度，可在关节局部形成尿酸钠晶体并沉积，诱发局部炎症反应和组织破坏，这就是痛风。"至少发生1次关节肿胀、疼痛或触痛"为痛风诊断流程的必要条件；"在关节或滑膜液中发现尿酸钠结晶或出现痛风石"为确诊痛风的充分条件。对于无症状高尿酸血症患者，如果影像学检查发现尿酸钠晶体沉积和（或）痛风性骨侵蚀，可以诊断为亚临床痛风，并启动相应治疗。

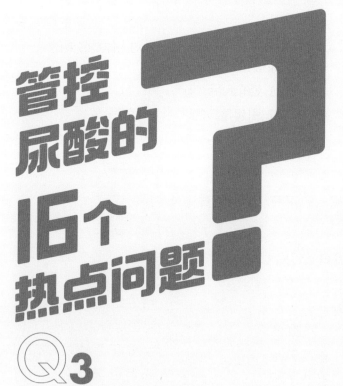

管控尿酸的16个热点问题

Q2

父母患有痛风，子女就一定会得痛风吗？

高尿酸血症和痛风有一定遗传性。

1. 血尿酸水平遗传可能性为27%~41%。
2. 痛风遗传可能性为30%，20%的痛风患者存在家族史。
3. 痛风的发生与环境因素，如饮酒、暴食等关系较为密切。

Q3

为什么胖人更容易尿酸高？

因为肥胖的人体内易产生胰岛素抵抗，可引起尿酸代谢、糖代谢和脂肪代谢紊乱，进而诱导低排泄型高尿酸血症。肥胖还会引起内分泌系统紊乱，酸性代谢产物过多，也会抑制尿酸排泄，引起尿酸增高。

尿酸是不是降得越快越低越好？

不是。尿酸是一把双刃剑，过高过低都应注意。尿酸在一定程度上具有抗氧化功能，能够清除体内有害的活性氧，在人体中起着重要的生理作用。但是，当尿酸水平过高时，反而具有促氧化特性，成为致病因素。因此，应该理性看待尿酸水平。

既然让少吃肉，一点肉都不吃可以吗？

肉类是蛋白质的主要来源，摄入过少，易导致营养不良。如果患者长期处于蛋白质摄入不足的状况，有可能造成营养不良，引起"二次痛风"（指当过于严格地控制嘌呤时，体内尿酸急剧下降，使得沉积在某个关节里的尿酸盐被释放入血，随血液涌入另一个关节，再次引起痛风急性发作）。

坚持零嘌呤饮食有没有必要？

没有必要。人们很难做到零嘌呤饮食，实际上也没有必要这样做。即使是在痛风急性发作期，每天嘌呤摄入量只要限制在150毫克以内即可。嘌呤是合成核酸的原料，适量的嘌呤摄入对人体是必要的。

怎样吃肉能减少嘌呤的摄入？

弃汤食肉是常见的减少嘌呤摄入的方法。食物经过水煮，其中的嘌呤会析出，溶入汤汁里，喝汤时会不知不觉摄入大量嘌呤。

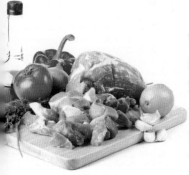

既然食物中的嘌呤能溶于水，我们可以将肉类洗净、切开后，先用水焯约3分钟，溶出一部分嘌呤类物质，再进行烹饪。需要注意的是，肉类切薄片烹饪可以促进油脂和嘌呤溶出。

痛风患者可以食用牛奶、鸡蛋吗？

痛风患者可以食用牛奶、鸡蛋。牛奶和鸡蛋嘌呤含量很低，即使处于急性发作期的患者也可以选择将其作为动物蛋白的主要来源。每天可摄入相当于300~500克液态奶的奶类及奶制品，每天可食用一个鸡蛋。

Q9
为什么饮酒后痛风易发作？

饮酒容易引起痛风急性发作，主要原因有以下几点。

1. 乙醇代谢使血液乳酸浓度明显升高，而乳酸会抑制肾脏对尿酸的排泄，导致血尿酸水平升高。
2. 乙醇代谢会加快嘌呤代谢的速度，使血尿酸水平快速升高。
3. 酒类可提供嘌呤原料，再加上饮酒时可能会大量摄入其他高嘌呤食物，致使患者血尿酸大幅升高，引起痛风急性发作。

Q10
"管住嘴"痛风就不会发作了吗？

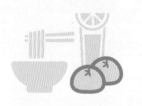

人体内 80% 的尿酸是内源性尿酸，即使管住嘴，尿酸也会升高，但不管住嘴，肯定是不行的。

痛风急性发作与不良的饮食习惯关系密切。很多食物都是高嘌呤食物，特别是动物内脏和贝类海鲜，经常大量进食这类食物，会引起尿酸急剧上升，导致痛风发作。但这并不是说"管住嘴"痛风就不会发作。在痛风的第一个阶段，通过控制饮食，可以预防痛风发作。在后面的几个阶段，由于体内已经沉积了大量尿酸盐，控制饮食对尿酸水平影响有限。因此，痛风患者应从早期就注意饮食，预防痛风发作。

Q11
为什么高植物嘌呤食物不一定增加痛风风险？

植物性食物中的嘌呤大多是腺嘌呤和鸟嘌呤，而动物性食物中含量较多的是黄嘌呤和次黄嘌呤。人体代谢腺嘌呤和鸟嘌呤的过程比较复杂，需要先通过一定途径将其转化为次黄嘌呤和黄嘌呤，才能变成尿酸。因此，植物嘌呤进入人体后不太容易被转化为尿酸，相比动物嘌呤不容易引起痛风急性发作。如果某种植物性食物和动物性食物的嘌呤含量相同或者接近，选择植物性食物更有助于控制尿酸水平。

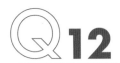

Q12 痛风患者海产品一律禁食？

痛风患者并不是所有的海鲜都不能吃。

海蜇、海参等嘌呤含量低的海产品痛风患者完全可以放心吃。这些食材不仅富含蛋白质、嘌呤含量低，而且富含不饱和脂肪酸，对心血管系统具有保护作用，可作为痛风急性发作期患者补充蛋白质的优良选择。

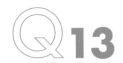

Q13 痛风缓解期，饮食可以适当放宽吗？

痛风缓解期可以适量食用中嘌呤食物，比如牛肉、猪肉、羊肉、花生、腰果等；避免食用高嘌呤食物，比如动物内脏、贝壳类海产品、鲅鱼等高嘌呤鱼类、肉汤等；仍然需要严格戒酒，减少碳酸饮料和各种果汁的摄入。痛风的治疗是一个长期的过程，患者需要坚持良好的生活方式，才能将病情控制在稳定状态。

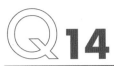

Q14 痛风患者可以喝茶吗？

可以。茶都是用白开水冲泡而成的，喝茶的同时也喝了大量的水，有助于尿酸排泄。痛风患者喝茶需要注意的是，要喝淡茶，不能喝浓茶。

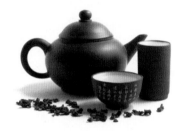

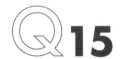

Q15 痛风急性发作期，饮食应该注意什么？

饮食应遵循清淡、易消化、高维生素和低嘌呤的原则。

主食可以选择米饭、面条等。

蔬菜类可以选择番茄、黄瓜、白菜、萝卜等。

畜禽肉类和鱼类都应严控摄入，可将牛奶和鸡蛋作为动物蛋白的主要来源。

痛风急性发作期间，患者可以多吃富含水分的食物，如西瓜、梨等，可以起到一定的利尿作用，对于疾病恢复有积极作用。

Q16 为什么有时医生不让喝酸奶、吃水果？

水果和酸奶中含有果糖和葡萄糖，过多的果糖和葡萄糖进入人体以后，会导致体内尿酸增多，可能会诱发痛风。如果患者处于疾病的稳定阶段，可以少量摄入原味酸奶和低果糖水果。

目　录

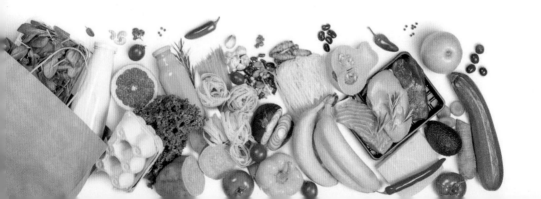

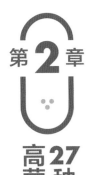

第 **3** 章

给全家人的早餐：早餐要『好』，营养全、易吸收，降尿酸

第**4**章

给全家人的午餐：午餐要『饱』，热量足、抗饿又促代谢

第 **5** 章

给全家人的晚餐：晚餐要『少』，好消化、无负担、尿酸不堆积

第6章

便当、外食怎样吃，营养均衡、尿酸不堆积

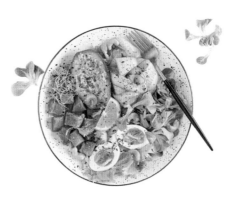

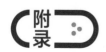

吃动平衡 全家人都适合的控尿酸运动处方

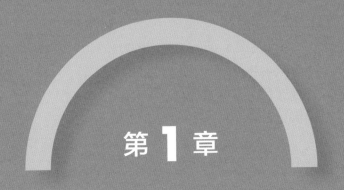

第 **1** 章

控尿酸家庭饮食核心：
"三多四少七分饱"
饮食法

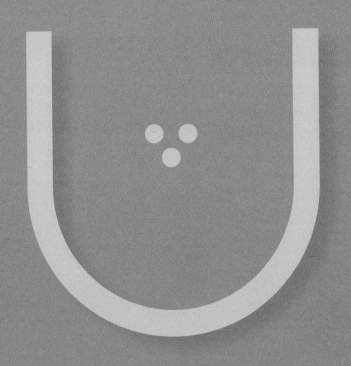

"三多"饮食，
补益肾脏防损伤

高膳食纤维——促进尿酸排泄

控尿酸原理：改善胰岛素敏感性

膳食纤维能改善机体对胰岛素的敏感性，而血尿酸水平的升高与胰岛素敏感性降低密切相关。胰岛素敏感性降低是导致原发性高尿酸血症的主要原因之一。由于胰岛素敏感性降低，体内胰岛素水平增高，导致肾小管吸收尿酸增加，造成尿酸排泄障碍，致使血尿酸增高。所以，痛风患者有必要补充膳食纤维。

缺乏时的表现	需要补充的人群
◦ 便秘 ◦ 肠道菌群失衡 ◦ 易疲劳 ◦ 皮肤粗糙 ◦ 口中有异味	● "三高"及痛风患者 ● 想减肥、身体肥胖的人 ● 有色斑、口臭及便秘者 ● 中老年人 ● 更年期症状严重的人群

每天推荐摄入量 25～30 克

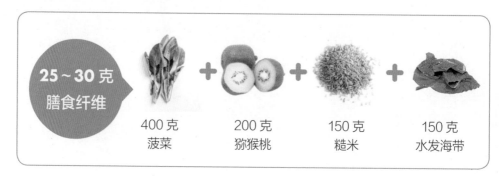

| 25～30克
膳食纤维 | 400 克
菠菜 | 200 克
猕猴桃 | 150 克
糙米 | 150 克
水发海带 |

膳食纤维的选择

1. 多食蔬菜。一日三餐，餐餐都应有蔬菜，早餐一定要吃菜，芹菜、生菜、白菜、胡萝卜等都是不错的选择。

2. 适当吃粗杂粮。玉米、燕麦、荞麦、绿豆等富含膳食纤维，有利于控血糖、降血压、调代谢，促进尿酸排泄。

3. 保证水果的摄入。樱桃、猕猴桃、草莓等水果都富含膳食纤维。

痛风患者的高膳食纤维食物推荐

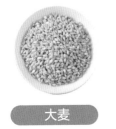

大麦
不溶性膳食纤维含量 **9.9** 克

荞麦
不溶性膳食纤维含量 **6.5** 克

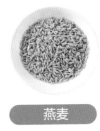

燕麦
不溶性膳食纤维含量 **6.0** 克

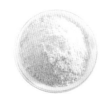

玉米面
不溶性膳食纤维含量 **6.2** 克

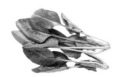

菠菜
不溶性膳食纤维含量 **1.7** 克

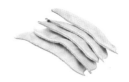

扁豆
不溶性膳食纤维含量 **3.9** 克

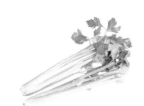

芹菜叶
不溶性膳食纤维含量 **2.2** 克

注：以上数据为每 100 克可食部含量。

高钾——天然的促排尿酸"高手"

控尿酸原理：促使尿酸排出，减少尿酸盐沉积

研究发现，钾可以促使肾排出尿酸，减少尿酸沉积。所以，痛风患者可多吃高钾食物。

缺乏时的表现	需要补充的人群
○ 体力减弱，容易疲劳 ○ 反应迟钝 ○ 容易出现易怒、烦躁、恶心、呕吐等症状 ○ 严重缺乏时会出现低血压、浮肿、心律不齐等情况	● 痛风患者 ● 服用利尿剂的高血压患者 ● 经常饮酒和喝浓咖啡的人 ● 爱吃甜食的人

每天推荐摄入量 2000 毫克

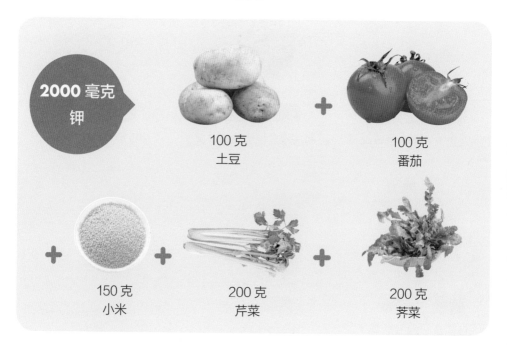

2000 毫克钾

100 克
土豆

＋

100 克
番茄

＋

150 克
小米

＋

200 克
芹菜

＋

200 克
荠菜

钾的选择

1.补钾是一个循序渐进的过程，不能急于求成，特别是不能使用静脉推注氯化钾的方法进行补钾，以免引发生命危险。

2.由于老年人对钾离子调节能力下降，单用某一种利尿剂常引起低钾或高钾症状，如氢氯噻嗪、呋塞米（速尿）可引起低钾，氨苯蝶啶、螺内酯（安体舒通）可引起高钾。故利尿剂不宜久用。

痛风患者的高钾食物推荐

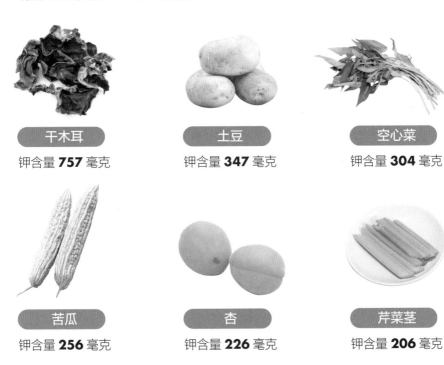

干木耳
钾含量 **757** 毫克

土豆
钾含量 **347** 毫克

空心菜
钾含量 **304** 毫克

苦瓜
钾含量 **256** 毫克

杏
钾含量 **226** 毫克

芹菜茎
钾含量 **206** 毫克

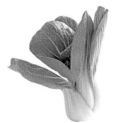

油菜
钾含量 **175** 毫克

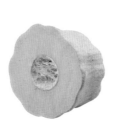

南瓜
钾含量 **145** 毫克

注：以上数据为每 100 克可食部含量。

维生素 C——有助于调节尿酸代谢

控尿酸原理：促进体内尿酸盐的溶解和清除

研究发现，维生素 C 能降低血液中的尿酸水平，所以多从食物中摄取维生素 C，可降低发生痛风的风险。多吃富含维生素 C 的蔬果，能碱化尿液，促进体内尿酸盐的溶解和清除。

缺乏时的表现	需要补充的人群
○ 牙龈出血、肿胀 ○ 体重减轻及面色苍白 ○ 皮肤长斑、易老化 ○ 容易疲倦、肌肉松软、关节疼痛 ○ 伤口不易愈合	● 痛风及"三高"患者 ● 容易疲倦的人 ● 坏血病患者 ● 皮肤粗糙、有色斑的人 ● 从事高强度劳动或者剧烈运动后的人

每天推荐摄入量 100 毫克

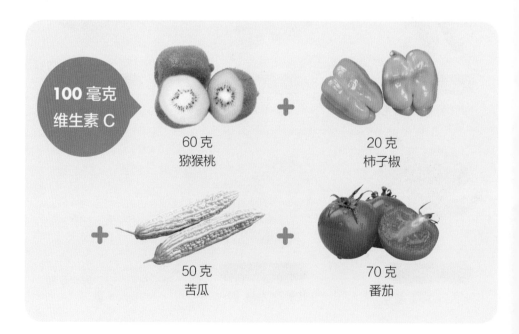

100 毫克
维生素 C

60 克
猕猴桃

＋

20 克
柿子椒

＋

50 克
苦瓜

＋

70 克
番茄

维生素 C 的选择

1. 蔬果储存越久，维生素 C 损失越多，因此，最好吃新鲜的应季蔬果。

2. 烹制蔬菜时宜大火快炒，并盖紧锅盖，以减少高温和氧气对维生素 C 的破坏。

3. 维生素 C 禁止与碱性药物同时服用，如胃舒平等治疗溃疡的药物。

痛风患者的富含维生素 C 食物推荐

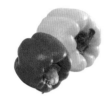

彩椒

维生素 C 含量 **130** 毫克

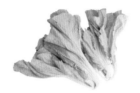

芥菜

维生素 C 含量 **72** 毫克

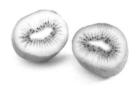

猕猴桃

维生素 C 含量 **62** 毫克

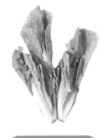

小白菜

维生素 C 含量 **64** 毫克

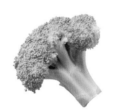

西蓝花

维生素 C 含量 **56** 毫克

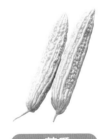

苦瓜

维生素 C 含量 **56** 毫克

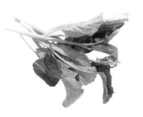

芥蓝

维生素 C 含量 **37** 毫克

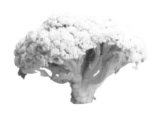

菜花

维生素 C 含量 **32** 毫克

注：以上数据为每 100 克可食部含量。

"四低"饮食，
稳控尿酸不飙升

低脂肪、低蛋白——脂肪摄入每日 40~50 克，蛋白质每日 50~70 克

痛风的发病与高蛋白、高脂肪等不良饮食习惯及大量饮酒等密切相关。

过量的蛋白质	过量的脂肪
• 会导致肾小球内部高压，引起肾脏超滤、肾小球损伤和蛋白尿。 • 会使核酸分解变得更多，进而产生更多的尿酸。	• 会使血酮体浓度升高，从而抑制肾脏排泄尿酸。

因此，尿酸高的人群除了要少吃嘌呤含量高的食物，也要控制蛋白质和脂肪的摄入。

控制总热量，避免肥胖

肥胖会导致酮体生成过多，抑制尿酸的排泄，使血尿酸增加，肥胖者减重后血尿酸水平往往也显著下降。但减轻体重时应循序渐进，切忌急功近利，否则会导致机体产生大量酮体，与尿酸竞争性排泄，促使血尿酸浓度升高。痛风患者最好能使自己的体重低于标准体重的 10%～15%，重点控制每天进食的总热量，饮食总量要比正常饮食低 10% 左右，不可过多吃零食，每餐不可吃得过多、过饱。

究竟什么算高蛋白饮食

一般来说，当日常饮食中蛋白质所提供的热量超过食物总热量的 20% 即可认为是高蛋白饮食。

举个例子，成年女性每天食物总热量摄入如果为 1800 千卡，那么其中蛋白质提供的热量 > 360 千卡即可认为是高蛋白饮食。换算成食物，除主食、蔬菜外，1 盒牛奶加 1 个鸡蛋加 2 个中等大小的鸡腿就足以达到高蛋白饮食的标准了。

蛋白质是生命的基础，高尿酸血症患者可根据体重，按照比例来摄取，1 千克体重应摄取 0.8 ~ 1 克的蛋白质，并以牛奶、鸡蛋为主；肾功能不全者，每天蛋白质的摄入量应酌减，并适当限制鱼类、豆类食物的摄入量（注：动物性蛋白占 2/3，植物性蛋白占 1/3）。每天 1 杯牛奶加 2 个鸡蛋、200 克豆腐加 100 克牛瘦肉，即可满足人体对蛋白质的需要，不可过多。

早餐、午餐、晚餐三餐的供能占比为 3 : 4 : 3。假设某位高尿酸血症患者的体重为 60 千克，那么蛋白质每天应摄入 60 克，其中早餐应为 18 克，午餐应为 24 克，晚餐应为 18 克。

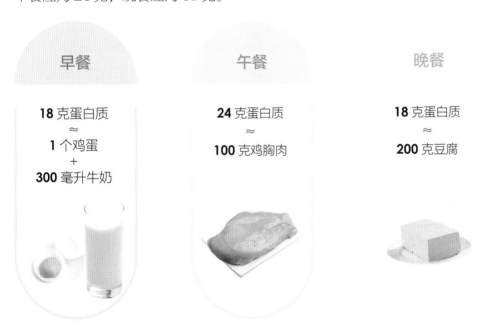

早餐	午餐	晚餐
18 克蛋白质 ≈ 1 个鸡蛋 + 300 毫升牛奶	24 克蛋白质 ≈ 100 克鸡胸肉	18 克蛋白质 ≈ 200 克豆腐

注：痛风和高尿酸血症患者应以嘌呤含量低的食物为主，但也要吃些中嘌呤食物，因为长期摄入低嘌呤食物可能会导致营养不良，不利于身体健康。

别一刀切，脂肪也分好坏

不同种类的脂肪对人体有着不同作用。因此，要在控制脂肪总摄入量的基础上，多选择"好脂肪"，避开"坏脂肪"。

	脂肪种类	作用	主要来源
好脂肪	单不饱和脂肪酸	降低血胆固醇、甘油三酯水平，起到预防动脉硬化的作用	橄榄油、菜籽油、茶油、牛油果和绝大多数坚果
	多不饱和脂肪酸	降低血胆固醇、促进大脑发育、保护视力，但摄入过多易产生自由基	玉米油、大豆油、鱼类
坏脂肪	饱和脂肪酸	明显提高胆固醇水平，增加动脉硬化风险	全脂奶、黄油、奶酪、冰激凌、椰子油
	反式脂肪酸	增加心血管患病风险，同时增加组织炎症发生风险	绝大多数人造奶油、起酥油、油炸食品、烘焙甜点

减少饱和脂肪酸的摄入

动物脂肪	替换为	植物油类 （菜籽油、橄榄油）
红肉 （猪肉、牛肉、羊肉、兔肉）	替换为	白肉 （鸡肉、鸭肉、鱼肉和虾）
全脂奶 （脂肪含量约 3.6%）	替换为	脱脂奶 （脂肪含量约 0.3%）
加工食品 （肉罐头、薯片）	替换为	天然食品 （鲜肉、新鲜蔬果）

每天需要补充多少脂肪

痛风患者每天脂肪摄入总量在50克左右为宜，大多数应为不饱和脂肪酸（如鱼类、坚果类、植物油），同时限制饱和脂肪酸的摄入。如果是瘦肉、禽肉等，应该煮沸后去汤食用，避免吃炖肉或卤肉。

假如某人每天摄入1600千卡热量，其中大约有400千卡的热量来自脂肪。为了保证饱和脂肪提供的热量不超过总热量的10%，从饱和脂肪获得的热量应该不高于160千卡。

为了确定这些热量代表多少克脂肪，可将脂肪提供的热量除以9（每克脂肪能提供9千卡的热量）。

因此，在这个例子中，摄入的总脂肪量大约为44克，摄入的饱和脂肪量不超过18克。

按照每天44克的总脂肪量计算，早餐、午餐和晚餐供能占比为3：4：3，那么早餐和晚餐脂肪摄入量应为13.2克，午餐应为17.6克。

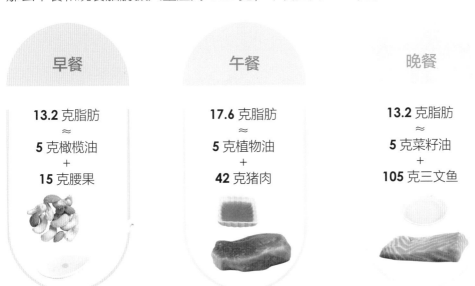

早餐	午餐	晚餐
13.2 克脂肪 ≈ **5** 克橄榄油 + **15** 克腰果	**17.6** 克脂肪 ≈ **5** 克植物油 + **42** 克猪肉	**13.2** 克脂肪 ≈ **5** 克菜籽油 + **105** 克三文鱼

低嘌呤——如何做到每餐不超 150 毫克

打破偏见，控制嘌呤总摄入量才是关键

医生常常会告知痛风患者控制嘌呤摄入，保持低嘌呤饮食。因此很多患者一点儿肉都不敢吃。实际上，这是理解有误。首先，高嘌呤的食物一点儿都不沾，容易营养不良。其次，不是说吃了高嘌呤的肉、海鲜之类的食物就是高嘌呤饮食，要计算所有吃进去的嘌呤总和。

人们经常混淆高嘌呤饮食和高嘌呤食物这两个概念。痛风患者要控制每天嘌呤的总摄入量（食物嘌呤含量 × 食用量），而不是限制某一种食物。

高嘌呤饮食	高嘌呤食物
每天摄入嘌呤总量 > 1000 毫克	每 100 克食物嘌呤含量 > 150 毫克

 每天嘌呤摄入量 > **1000** 毫克

 每天嘌呤摄入量为 **600～1000** 毫克

 每天嘌呤摄入量为 **150～600** 毫克

 每天嘌呤摄入量 < **150** 毫克

如何做到低嘌呤饮食

一位痛风患者给自己制定的食谱是这样的:

早餐	午餐	晚餐
50 克馒头 （13.5 毫克）	**50** 克米饭 （22 毫克）	**50** 克馒头 （13.5 毫克）
200 克牛奶 （2 毫克）	**150** 克番茄炒蛋 （13.5 毫克）	**150** 克洋葱炒蛋 （24 毫克）
60 克鸡蛋 （0.6 毫克）	**120** 克青椒炒肉 （33.6 毫克）	**200** 克牛奶 （2 毫克）
10 克核桃仁 （4 毫克）		

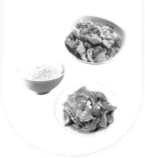

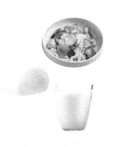

注: 括号内为该食物的嘌呤含量。

午餐后:

100 克西瓜（6 毫克）

晚餐后:

100 克桃子（14 毫克）

这份食谱看起来相当丰盛,我们根据食物摄取量大致估算一下,符合低嘌呤饮食。

按照"食物所含嘌呤量（毫克 /100 克）× 该食物摄入量（100 克）= 摄入嘌呤总量（毫克）"的公式可以得出,这份食谱一天所摄入的嘌呤量是148.7 毫克,根据每天嘌呤总摄入量标准可知,一天总嘌呤量小于 150 毫克,即是极低嘌呤饮食。

这份食谱中有谷物、肉、蛋、奶、蔬菜、水果、坚果等,基本能够满足人体每日所需要的各种营养,同时又能满足低嘌呤饮食的要求。

我们平时吃东西不会拿着计算器逐一计算，那么，就可以用简化的方法来估算一下。

1

持续做减法

也就是按照低嘌呤饮食的标准，吃一个减一个，用界限值减去已摄取的嘌呤量，这样来决定下一餐吃什么。

2

常吃食物估算

每个家庭的饮食习惯一般都比较固定，经常吃的食物也就是三四十种，记录下这些常吃的食物所含嘌呤的量，吃饭时大致估算一下就可以了。

3

正确认识低嘌呤饮食

低嘌呤饮食其实并不难，只要做到不喝酒、不喝肉汤、不吃动物内脏、少吃海鲜，并饮用充足的水分，其他食物可以根据自己的喜好，适当享用。但千万要记住，凡事都有个度，哪怕是低嘌呤食物，一旦过度食用，也有可能引起痛风发作。

低盐——如何做到每天不超过 5 克盐

减盐：每天摄入不超过 5 克

盐中的钠可以促使尿酸盐沉积，因此每天要严格控制盐的摄入量，一般每天不超过 5 克。除了食盐，很多调味品中都含钠，比如味精、酱油、番茄酱等，所以不能只看盐的摄入量。

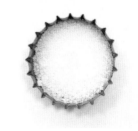

日摄盐量≤5 克

5 克盐≈
一啤酒瓶盖（去除软垫后）的量

教你 4 招，吃盐不超标

使用限制盐量的勺罐，慢慢减少用量。有的家庭习惯了高盐饮食，一下子将盐的摄入量降到规定范围可能会不适应，可以逐步递减。

居家烹饪时不能单纯地按每人每天 5 克来计算，还要考虑到家里是否有老人、孩子以及某些特殊群体（如高尿酸血症、痛风、高血压患者等）。

还有一点也要注意，一日三餐的用盐量可以按照 3：4：3 的比例来计算，如果是一个人，早餐、晚餐最多用盐量分别为 1.5 克，午餐最多为 2 克。除此之外，酱油、味精、番茄酱、豆瓣酱中也都含有盐，如果烹饪时经常用到这些调味品，也应适当减少用盐量。

招式一 学会量化	番茄酱：1 大匙（18 克）含有 0.5 克盐 酱油：1 大匙（18 克）含有 2.9 克盐 盐：1 小匙（5 克）含有 5 克盐 味精：1/2 大匙（9 克）含有 3 克盐
招式二 替代法	多用柠檬汁、姜、醋等调味，养成新的饮食习惯，以减少食盐及含盐调味品的使用量
招式三 换种烹饪方式	多采用煮、蒸、烤等烹饪方式，这样能保留食材本身的味道，减少调料使用
招式四 拒绝高盐零食	尽量不吃或少吃果脯蜜饯类、干果类、肉类及豆类加工零食。这些零食含盐量极高，不建议高尿酸血症与痛风患者食用

低糖——如何做到每天控制在 25 克以内

大部分甜饮料中都含有果葡糖浆，关于尿酸和果糖的流行病学研究发现，每周喝 5~6 次含有果葡糖浆饮料的人，患痛风概率比正常人高 29%，而每天喝 2 次以上含有果葡糖浆饮料的人，患痛风概率高达 85%。

因此，"嗜甜"的饮食习惯是痛风的罪魁祸首。如不加节制地摄入白糖、果糖等糖类，会增加体内尿酸含量，损害肾功能。

少吃高糖食物

少吃高糖食物，尤其是含有果葡糖浆的食物。《中国居民膳食指南（2022）》提出的建议是：每人每天添加糖摄入量不超过 50 克，最好控制在 25 克以内。

1. 多吃天然食物，少吃人造食物。

2. 葡萄柚、西梅等水果比蛋糕、含糖饮料更应该成为饮食选项。

3. 不主动喝含糖饮料，少喝乳酸菌饮料。

4. 喝咖啡、豆浆时，少加或不加糖。

水果含果糖，别放开肚皮吃

水果虽然嘌呤含量低，但是高尿酸血症与痛风患者不宜过量食用，原因有两点。

1. 有的水果果糖含量高，如果在短时间内大量摄入，在人体内分解会促进内源性尿酸的合成，诱发痛风。

2. 果糖的代谢方式和葡萄糖不同，过量食用会增加脂肪合成，影响嘌呤代谢，成为诱发痛风的重要因素。

选用级别	每 100 克水果中含糖量	水果举例
推荐选用	＜15 克	柚子、柠檬、枇杷、菠萝、草莓、樱桃、猕猴桃、苹果等
慎重选用	15~20 克	石榴、柿子、荔枝、香蕉、芒果等
不宜选用	＞20 克	菠萝蜜、冬枣、榴莲等

只吃七分饱——
给血管减减负

如何轻松判断食物的摄入是否适量

每天所需热量计算方法

标准体重（千克）＝身高（厘米）－105

全天所需热量（千卡）＝

标准体重（千克）× 单位体重所需热量（千卡／千克）

高尿酸血症及痛风患者每天热量供给量（千卡／千克标准体重）

身体活动水平	体重过低	正常体重	超重或肥胖
重体力劳动	45~50	40	35
中体力劳动	40	30~35	30
轻体力劳动	35	25~30	20~25
卧床	25~30	20~25	15~20

注：1. 参考《高尿酸血症与痛风患者膳食指导》。
  2. 根据我国体质指数（BMI）的评判标准，＜18.5 千克／米^2 为体重过低，18.5~23.9 千克／米^2 为正常体重，24~27.9 千克／米^2 为超重，≥28 千克／米^2 为肥胖。

图解一日所需的食物

谷类 200~300 克

75克
馒头
（**50** 克面粉）

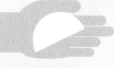

半个手掌可以托住，五指可以抓起的馒头，约 **75** 克

125克
米饭
（**50** 克大米）

11 厘米（**3.3**寸）

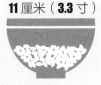

标准碗半碗米饭，约 **125** 克

薯类 50~100 克

100克
土豆

11 厘米（**3.3**寸）

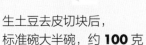

生土豆去皮切块后，标准碗大半碗，约 **100** 克

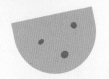

成人拳头大小的土豆约 **100** 克

蔬菜类 300~500 克

100克
菠菜

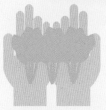

一捧菠菜（约 **3** 棵）

100克
油菜

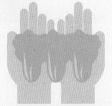

一捧油菜（约 **3** 棵）

100克
芹菜

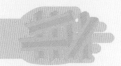

单手捧的芹菜段

80克
洋葱

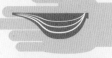

手心托半个洋葱

70克
胡萝卜

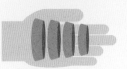

单手捧的胡萝卜块

30克
香菇

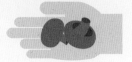

手掌放 **2** 朵鲜香菇

动物性食物 120~200 克

每周至少吃 **2** 次水产品

50 克
瘦肉

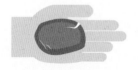

手掌厚度、一掌心的瘦肉

50 克
三文鱼

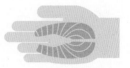

手掌厚度、一掌心的三文鱼

每天 **1** 个鸡蛋

40 克
鸡蛋

小一点儿的鸡蛋

60 克
鸡蛋

大一点儿的鸡蛋

水果类 200~350 克

250 克
苹果

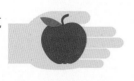

成人一只手可握住的苹果

150 克
香蕉

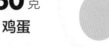

一根中等大小的香蕉

100 克
葡萄

单手捧的葡萄
（**14~15** 颗）

80 克
哈密瓜

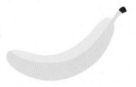

单手捧的哈密瓜块

大豆及坚果类 25~35 克

20克
黄豆

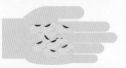

单手捧的黄豆（干）

10克
瓜子仁

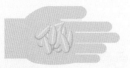

单手捧的瓜子仁

盐 ≤ 5 克

5克
盐

一啤酒瓶盖盐

油 25~30 克

10毫升
油

一小瓷勺油

奶及奶制品 300~500 克

200克
牛奶

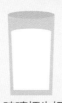

一玻璃杯牛奶

100克
酸奶

一小杯酸奶

水 1500~1700 毫升

200毫升
水

一玻璃杯水

500毫升
瓶装水

一瓶瓶装水

有助于控制进食量的小妙招

定时定量，细嚼慢咽，注意进餐顺序

规律饮食、定时定量；细嚼慢咽，控制进食速度、延长就餐时间，建议每餐 20~30 分钟。

注意进餐顺序，低嘌呤蔬菜→中低嘌呤主食→中高嘌呤蛋类、豆制品、肉类。

 低嘌呤蔬菜

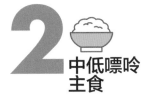 中低嘌呤主食

 中高嘌呤蛋类、豆制品、肉类

主食加粗粮，搭配肉、菜吃到饱

大米白面属于高 GI（血糖生成指数）碳水化合物，食用后血糖会快速升高，人也容易饿。粗粮（如糙米、藜麦）GI 值较低，食用后血糖上升速度较缓，饱腹感强。搭配肉和菜，耐饿又燃脂。

每顿不少于 50 克主食。可以在细粮中加入粗粮，如在大米中加入糙米，粗粮和细粮比例 3：2，口感糯而不糙。

用菜拌饭，可增加饭的体积，防止摄入过量碳水化合物。

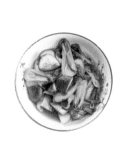 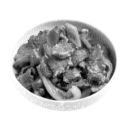 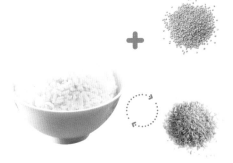

一日三餐的主要营养，如何合理分配

一日三餐的热量应该怎样分配

营养学研究表明，一日三餐热量的合理分配方案是：早餐占全天总热量的25%～30%；午餐占30%～40%；晚餐占30%～35%。可根据职业、劳动强度和生活习惯适量调整。这符合健康人一天生理活动的热量需求，也适合痛风患者。

例如王女士每天需要的总热量约为1500千卡。如果按早餐、午餐、晚餐25%～30%、30%～40%、30%～35%的比例来分配三餐的热量，计算如下：

> 早餐的热量 =1500千卡 ×（25%～30%）=375～450千卡
> 午餐的热量 =1500千卡 ×（30%～40%）=450～600千卡
> 晚餐的热量 =1500千卡 ×（30%～35%）=450～525千卡

一日三餐的营养需求

碳水化合物占全天总热量的50%～65%，蛋白质占10%～15%，脂肪占20%～30%。胆固醇每天限制在300毫克以内。每天蔬菜的食用量在300～500克，水果的食用量为200～350克。

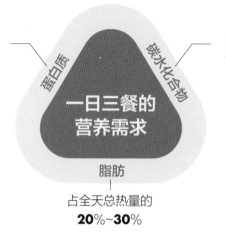

占全天总热量的
10%～15%
蛋白质

占全天总热量的
50%～65%
碳水化合物

一日三餐的
营养需求

脂肪
占全天总热量的
20%～30%

计算三大营养素每天所需量

首先根据上面提到的痛风患者每日膳食中三大营养素的供能占比（每单位重量的营养成分所带给人体的热量）来计算三大营养素的供能量。

还以王女士为例（按每天需要的总热量为 1500 千卡计算），计算其每天三大营养素所占的热量。考虑王女士体重正常，脂肪供能比取 25%。

碳水化合物 1500 千卡 ×（50%～65%）=750～975 千卡

蛋白质 1500 千卡 ×（10%～15%）=150～225 千卡

脂肪 1500 千卡 ×25%=375 千卡

碳水化合物、蛋白质、脂肪三大营养素的生热系数分别为 4 千卡 / 克、4 千卡 / 克、9 千卡 / 克，全天碳水化合物、蛋白质、脂肪的所需量如下：

每天碳水化合物供给的热量 ÷4= 碳水化合物每天所需量

每天蛋白质供给的热量 ÷4= 蛋白质每天所需量

每天脂肪供给的热量 ÷9= 脂肪每天所需量

所以，王女士每天所需的三大营养素的量如下：

碳水化合物（750～975）÷4 ≈ 188～244 克

蛋白质（150～225）÷4 ≈ 38～56 克

脂肪 375÷9 ≈ 42 克

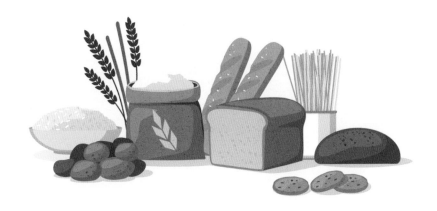

可使尿酸降低 8%~10% 的 "得舒" 饮食模式

为控制血尿酸水平，很多朋友会特别纠结于食物中嘌呤含量。但即使是同一种食物，含水量不同，其嘌呤含量也会有很大差异。所以建议大家不必太关注某种食物的嘌呤含量，而是参考一个总体的饮食模式。比如防治高血压的得舒饮食（DASH），对控制高尿酸血症也有一定效果。

得舒饮食是高钾、低钠、富含多种维生素和矿物质、低饱和脂肪的饮食结构。最近中国一项基于 72 万人的前瞻性队列研究发现，在控制多种潜在混杂因素后，得舒饮食评分较高与高尿酸血症患病率较低相关。

得舒饮食的原则为：①摄入足量的蔬菜、水果和低脂奶制品；②减少饱和脂肪、胆固醇和反式脂肪含量较多食物的摄入；③摄入适量的全谷物、鱼、禽肉和坚果类；④控制钠、甜点、含糖饮料和红肉的摄入。

如果能按这个饮食模式坚持下去，对降低血尿酸是很有帮助的。

食物组	每日份数	每份大小
谷物 （全谷类制品为主）	6~8 份	35 克面包（1 片） 16 克全谷物 45 克大米 45 克意面（生） 30 克面粉
蔬菜	4~5 份	84 克包菜 148 克彩椒 148 克西蓝花 78 克胡萝卜 110 克芹菜 99 克黄瓜
水果	4~5 份	100 克苹果 134 克哈密瓜 154 克西柚 30 克牛油果 147 克草莓 148 克猕猴桃

食物组	每日份数	每份大小
脱脂、低脂牛奶或奶制品	2~3 份	240 克牛奶或酸奶 45 克奶酪
瘦肉类、鱼类和蛋类	小于等于6 份	84 克（生的）猪瘦肉 / 牛瘦肉 / 鱼肉 / 鸡胸肉 50 克鸡蛋
坚果种子和豆类	每周4~5 份	30 克坚果 75 克煮熟的豆制品 20 克花生酱
脂肪和油类	2~3 份	10 克植物油 10 克橄榄油 5 克黄油
糖果和添加糖	每周少于5 份	10 克糖

注：以上得舒饮食模式设定，参考《中国居民膳食指南科学研究报告 (2021)》中每日热量需求 2000 千卡的目标设定。

专家答疑　**家庭控尿酸高频问题**

得舒饮食好在哪儿？

首先，这是一种营养均衡的饮食模式，保证了人体必需营养素的摄入，可以长期坚持使用。其次，这种饮食模式对慢性病有预防效果，尤其是预防"三高"效果显著。再次，可以帮助维持体形，作为减重食谱使用。最后，这种饮食模式的原则并不复杂，容易理解记忆。

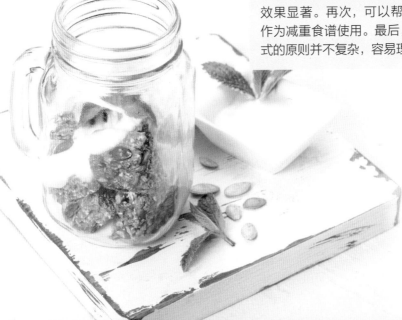

专题 制订均衡菜单一定要遵循的 3 个原则

1 选择小分量

同等热量的一份餐，选择小份菜是增加食物种类的关键手段。

2 巧妙搭配

粗细搭配：烹调主食时，可以将米、面等传统细粮与糙米、杂粮（如燕麦、玉米、小米、荞麦等）、杂豆（如红豆、绿豆等）搭配，既能增加食物种类，还有助于提高膳食纤维和 B 族维生素的摄入。

荤素搭配：可以增加食物种类，将肉类和蔬菜一起烹调，改善菜肴色、香、味，并丰富食物营养成分。

色彩搭配：可以将不同颜色的蔬菜混合烹调，不仅操作简单，还能增强食欲。

3 同类食物互换

在一段时间内，同类食物进行互换是保证食物多样化的好办法。

主食可以交替食用米饭、面条、全麦馒头、红薯、玉米、土豆、杂粮粥等。

畜禽肉类可交替食用猪瘦肉、牛瘦肉、羊瘦肉、去皮鸡肉和鸭肉等。

水产品可交替食用海蜇、海参、海带等。

奶制品可交替食用纯牛奶、原味酸奶、奶酪等。

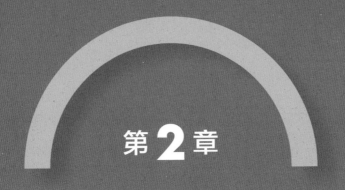

第 **2** 章

27 种控尿酸、防痛风的高营养密度好食材

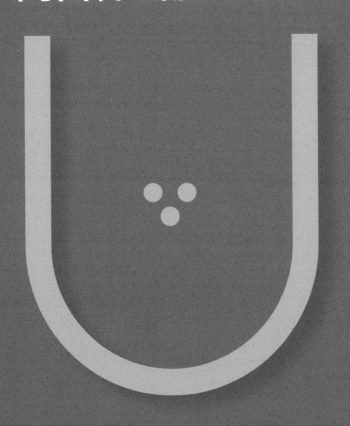

五谷杂粮

优选全谷物和中低嘌呤食物

降尿酸关键词 膳食纤维、钾

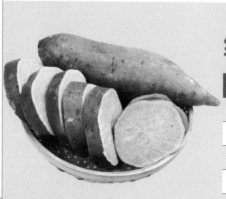

红薯　促进尿酸排泄

每 **100** 克营养含量		
热量	糖类	膳食纤维
61 千卡	**15.3** 克	**3** 克
维生素 C	钾	嘌呤
4 毫克	**88** 毫克	**12** 毫克

推荐用量：每天宜吃 50~100 克　降尿酸营养吃法：煮、蒸

降尿酸原理

红薯中含有大量的膳食纤维、维生素 C、钾，有利于痛风患者排出尿酸。

营养降尿酸搭配

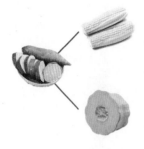

红薯 + 玉米
降压降脂，通便

红薯 + 南瓜
通便，调尿酸

健康吃法

1.适合煮粥：红薯宜与大米、小米、玉米面等一起煮成粥。

2.中晚餐蒸饭或炒食：红薯饭会提高饱腹感、减少热量吸收；红薯与土豆都是富含淀粉的食物，两者在吃法上有一些相通之处，土豆的很多做法也很适合于红薯，如清炒红薯丝、红薯丁焖饭等。

3.三餐皆可蒸食：但要注意减少一天中其他主食的量。

人群须知

推荐人群：痛风、高血压、动脉粥样硬化、便秘、冠心病患者。

慎食人群：胃酸、腹泻者。

营养师支招

红薯和米面搭配着吃，可以起到互补作用，有利于痛风患者的营养补充。

红薯玉米粥 (主食)

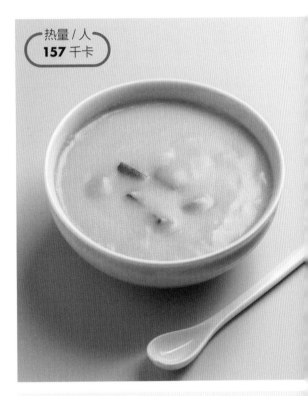

热量 / 人
157 千卡

材料 红薯 200 克，玉米面 100 克。

做法

1. 红薯洗净，去皮，切块备用；玉米面用水调成稀糊状。

2. 将红薯块倒入锅中，加入适量清水，大火煮沸，煮沸后转小火煮 20 分钟，用勺子轻轻搅动，至红薯软烂。

3. 往锅中加入玉米面糊，边加边搅动，使玉米面糊充分拌入红薯粥中，继续小火煮 10 分钟左右，至玉米面熟透，与红薯块充分混匀即可关火。

烹饪妙招 玉米面糊要搅拌得不稠不稀，下锅时要勤搅拌，不然容易煳锅。红薯去皮切块时尽量切大一点，吃时口感好。

蒸红薯 (主食)

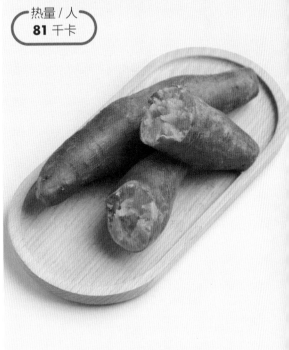

热量 / 人
81 千卡

材料 红薯 400 克。

做法

1. 红薯洗净备用。

2. 锅中放入凉水，将红薯入蒸笼，开大火蒸 10 分钟后，改用小火蒸 10 分钟，再大火蒸到红薯可以轻松插入筷子即可。

烹饪妙招 蒸红薯时，先大火蒸至半熟，之后再小火蒸至熟透。这样的火候变化可以给红薯一个糖分转化的时间，蒸出的红薯格外香甜。

注：本书所有食谱的量均为 3 人份，但热量计算是 1 人份的值，以方便读者参考。

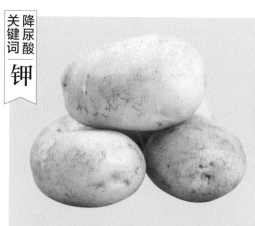

土豆 补钾，防止体内尿酸升高

每 100 克营养含量		
热量	糖类	钾
81 千卡	**17.8** 克	**347** 毫克
磷	维生素 C	嘌呤
46 毫克	**14** 毫克	**13** 毫克

推荐用量：每日宜吃 100 克　　降尿酸营养吃法：煮、蒸、炒

降尿酸原理

土豆的钾、维生素 C 含量较高。钾离子不仅可以利尿，还可促进钠离子排出、扩张血管、降低血压，且能防止胆固醇在动脉沉积，保护血管。

营养降尿酸搭配

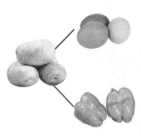

土豆 + 鸡蛋
预防心脑血管疾病，排毒

土豆 + 柿子椒
健脾益气，利尿消肿

健康吃法

1.三餐皆宜炒、蒸、煮、做汤：加醋清炒是比较健康的做法。

2.可用 1/3 的土豆泥和鸡蛋碎混合，做成三明治吃。

3.可搭配柿子椒炒制。血糖偏高的痛风患者要特别注意，烹饪时尽量切大块。此外，土豆含淀粉较多，食用时要适当减少主食量。

人群须知

推荐人群： 痛风、慢性胃炎、心脑血管疾病患者，消化不良者。

慎食人群： 糖尿病患者。

营养师支招

在烹调土豆时宜加入适量醋，有助于营养吸收，口感也好。

鸡蛋土豆泥三明治 (主食)

材料 粗粮吐司3片（约150克），土豆100克，鸡蛋1个，火腿50克。

调料 盐、黑胡椒各适量。

做法

1 鸡蛋洗净，煮熟，剥壳，捣碎；土豆洗净，去皮，切片蒸熟，压碎；火腿切片，压碎。

2 一半土豆碎和火腿碎拌匀，放少许黑胡椒；另一半土豆碎和鸡蛋碎拌匀，放少许盐和黑胡椒。

3 取三片吐司，夹层分别涂两种泥，做好切开即可。

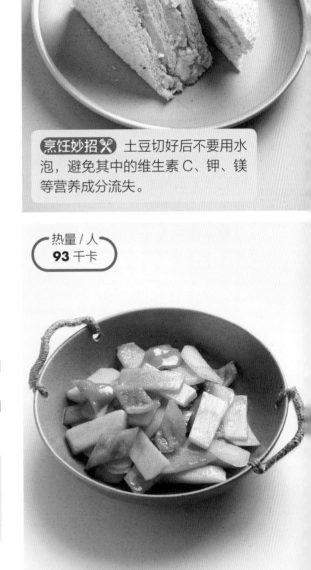

热量/人
251 千卡

烹饪妙招 土豆切好后不要用水泡，避免其中的维生素 C、钾、镁等营养成分流失。

土豆片炒柿子椒 (热菜)

材料 土豆 300 克，柿子椒 200 克。

调料 盐、酱油各适量。

做法

1 所有食材洗净，土豆去皮，切片；柿子椒去子，切片备用。

2 锅烧热，放少许油，放入土豆片翻炒 2 分钟，倒一些清水焖 1 分钟。

3 放入柿子椒片翻炒，放盐、酱油调味，进行简单翻炒即可出锅。

热量/人
93 千卡

烹饪妙招 土豆中含有较多碳水化合物，如果炒菜中放了较多的土豆，吃的时候可以适当减少主食的摄入量。

注：本书菜谱中出现的鸡蛋 1 个约为 60 克。

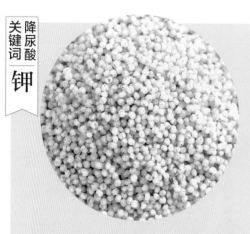

小米 利于体内水液代谢，帮助排尿酸

每 **100** 克营养含量		
热量	糖类	钾
361 千卡	**75**.1 克	**284** 毫克
磷	镁	嘌呤
229 毫克	**107** 毫克	**20** 毫克

推荐用量：每日宜吃 50 克　　降尿酸营养吃法：蒸、煮

降尿酸原理

小米含有多种维生素、矿物质、蛋白质和碳水化合物等，营养价值高。值得一提的是，小米具有高钾、低钠的特点，钾有利尿作用，对痛风患者十分有益。小米富含膳食纤维，进食后能使人很快产生饱腹感，尽快促进尿酸的排出。

营养降尿酸搭配

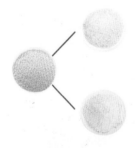

小米 + 大米
保护眼睛，减脂

小米 + 黄豆面
清热利尿，调脂降压

健康吃法

1.可煮粥：可添加红薯、莲子或红豆，红薯助消化，莲子固肾，红豆利尿，这些都有利于痛风的防治。早餐也可食用小米粉制作的糕点配合粥类、豆浆等同食。

2.可蒸饭：完全用小米制作米饭口感粗糙，也不易于消化。高尿酸血症或痛风患者可以用大米加小米，以自己感觉合适的比例搭配制作二米饭。

人群须知

推荐人群：脾胃虚热、反胃呕吐、消化不良者，痛风、高血压患者。
慎食人群：胃寒者、小便清长者。

营养师支招

小米中蛋白质的氨基酸组成不够理想，赖氨酸低，应注意搭配富含赖氨酸的豆制品和肉类一起食用。

二米饭 （主食）

材料 大米 150 克，小米 50 克。

做法

1 大米、小米淘洗干净。

2 在电饭锅中加入适量清水，放入大米和小米，按下"煮饭"键。煮熟跳键后不要马上开盖，再闷一会儿口感更佳。

> **烹饪妙招** 清洗大米、小米时，建议不要淘洗超过 3 遍，淘洗时可用筷子、勺子轻轻搅拌，不要用手大力搓洗。清洗过度会导致米中的水溶性维生素流失，营养价值大打折扣。

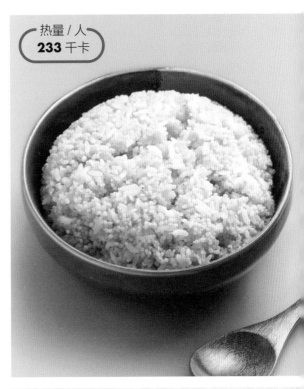

热量/人
233 千卡

小米面发糕 （主食）

材料 小米面 200 克，黄豆面 50 克，酵母适量。

做法

1 将小米面、黄豆面和适量酵母用温水和成较软的面糊，醒发到原来的 1.5 倍。

2 面糊发酵好以后搅拌一下，排出里面的空气，倒入模具，凉水上锅蒸 30 分钟即可。

3 取出放凉，切小块即可。

> **烹饪妙招** 可在模具里面铺上一层油纸，模具的边缘再刷上一点油，这样方便脱模，倒面糊时倒八分满就可以了，然后把面糊整理平整。

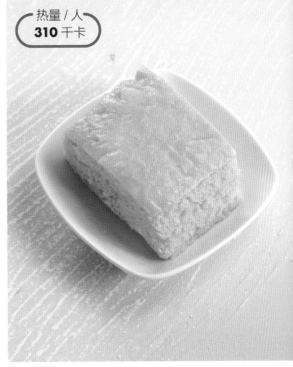

热量/人
310 千卡

玉米 辅助治疗痛风并发糖尿病

每 **100** 克营养含量		
热量	糖类	钾
112 千卡	**22.8** 克	**238** 毫克
磷	镁	嘌呤
117 毫克	**32** 毫克	**12** 毫克

推荐用量：每日宜吃 50～100 克　　降尿酸营养吃法：蒸、煮

降尿酸原理

玉米含有膳食纤维、蛋白质、淀粉、钾、B 族维生素等营养素，能为痛风患者提供丰富的营养。中医认为，玉米须有利尿作用，可促进尿酸的排泄。

营养降尿酸搭配

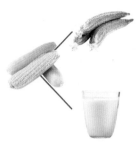

玉米 + 黄瓜
降压降脂，通便排毒

玉米 + 牛奶
健脾，降胆固醇

健康吃法

1. 榨汁：玉米性平、味甘，早餐榨汁饮用，营养好吸收，促排尿酸。

2. 做汤：可搭配鸡蛋做汤，其低嘌呤、高膳食纤维的特点有利于痛风的防治，对痛风患者合并高血压、糖尿病和心脑血管疾病的患者也有益。

3. 三餐皆可煮、炒：煮玉米棒、用玉米粒炒菜。

人群须知

推荐人群：痛风、冠心病、动脉粥样硬化、血脂异常、高血压、肥胖患者。

慎食人群：遗尿者。

营养师支招

吃玉米时，应把玉米胚芽全部吃进去，因为玉米的许多营养集中在胚芽。另外，玉米中的蛋白质缺乏色氨酸，与富含色氨酸的食物如牛奶搭配食用营养更全面。

玉米沙拉 (凉菜)

热量/人
84 千卡

材料 玉米粒、酸奶、黄瓜、圣女果各
100克，胡萝卜、柠檬各40克。

做法

1 玉米粒洗净，焯熟；胡萝卜洗净，
   切丁，焯熟；黄瓜洗净，切丁；圣
   女果洗净，切小片。

2 将玉米粒、黄瓜丁、圣女果片、胡
   萝卜丁装入碗中，加入酸奶、挤入
   柠檬汁，拌匀即可。

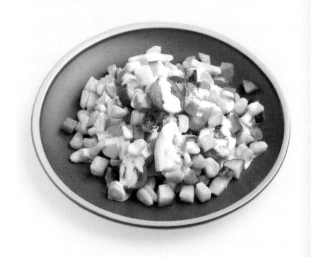

烹饪妙招 玉米粒煮熟之后不好
剥，可以剥好再煮，这样还可以保
留完整玉米胚芽。

牛奶玉米汁 (饮品)

热量/人
127 千卡

材料 玉米粒100克，牛奶300克，
糯米20克。

做法

1 糯米提前泡2小时，将玉米粒和糯
   米倒入豆浆机中，加适量清水至上
   下水位线之间。

2 煮至豆浆机提示做好，倒入牛奶
   即可。

烹饪妙招 这款牛奶玉米汁最好
用糯玉米制作，最重要的是一定要
加一把糯米，这样制作出来的牛奶
玉米汁味道香浓，口感细滑，不用
过滤，一点儿也不会感觉到有渣滓。

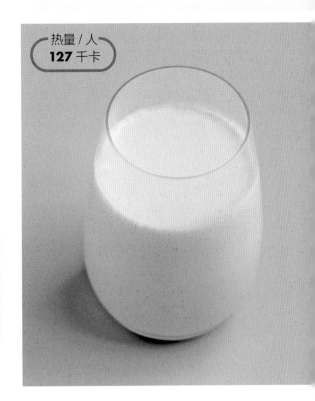

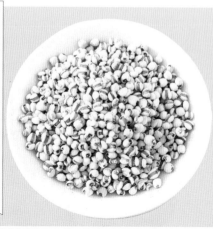

膳食纤维、钾

薏米 利关节，预防痛风发作

每 **100** 克营养含量		
热量	膳食纤维	钾
361 千卡	**2** 克	**238** 毫克
磷	镁	嘌呤
217 毫克	**88** 毫克	**15** 毫克

推荐用量：每日宜吃 50 克　　降尿酸营养吃法：煮粥、煲汤

降尿酸原理

薏米所含的成分具有利尿作用，能促进尿酸的排泄。薏米还可以通过祛湿通络、通利关节，缓解关节活动受限的症状。所以，不论是痛风急性期还是缓解期患者，都可以适量食用。

营养降尿酸搭配

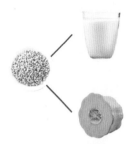

薏米 + 牛奶
润肤美容，通淋利尿

薏米 + 南瓜
利尿消肿

健康吃法

1. 薏米适合煮饭或熬粥，不适合单独吃。痛风患者可用薏米加山药、百合等煲汤食用，或在大米中加入一把薏米一同煮粥食用。

2. 薏米较坚韧，难以煮熟，煮之前需用水浸泡 4～6 小时。

人群须知

推荐人群：痛风、糖尿病、高血压、肾炎水肿患者。

慎食人群：小便短少、脾虚无湿者。

营养师支招

薏米较坚韧，煮之前需用水浸泡 4~6 小时。泡米用的水同煮，这样可以避免薏米所含营养物质流失。

薏米牛奶粥 (主食)

材料 薏米 100 克，牛奶 250 克。

调料 冰糖适量。

做法

1 薏米淘洗干净，用水泡 4 小时。

2 薏米放入锅中，加入适量清水煮开，转小火煮至软烂，倒入牛奶小火煮开，加入冰糖调味即可。

> **烹饪妙招** 薏米不易熟、不吸水，所以需提前浸泡，加水不用加太多，如果喜欢吃黏稠的，可以加点糯米。

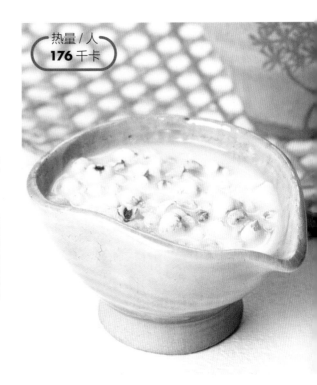

热量 / 人
176 千卡

南瓜薏米饭 (主食)

材料 南瓜 300 克，薏米 150 克，大米 100 克。

做法

1 南瓜洗净，去皮去子，切成小丁；薏米洗净，浸泡 3 小时；大米洗净。

2 将大米、薏米、南瓜丁和适量沸水放入电饭锅中，按下"煮饭"键，至电饭锅提示米饭蒸好即可。

> **烹饪妙招** 南瓜去皮的时候不要去得太多，因为其皮下部分含有丰富的营养成分。

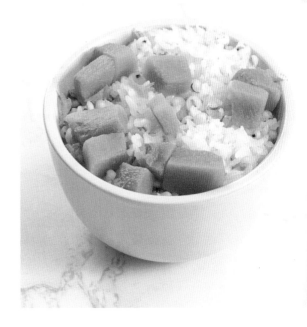

热量 / 人
332 千卡

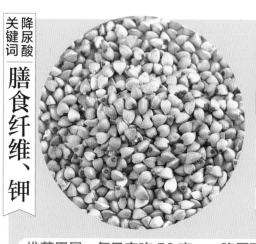

荞麦 调尿酸，控血糖

每 100 克营养含量		
热量	膳食纤维	钾
337 千卡	**6.5** 克	**401** 毫克
磷	镁	嘌呤
297 毫克	**258** 毫克	**34** 毫克

推荐用量： 每日宜吃 50 克　　**降尿酸营养吃法：** 煮

降尿酸原理

荞麦含蛋白质、膳食纤维、淀粉、钙、磷、钾、铁、铬、镁及 B 族维生素等营养成分，可以减少尿酸合成，间接降低体内尿酸水平。

营养降尿酸搭配

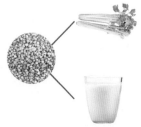

荞麦 + 芹菜
利尿，消食

荞麦 + 牛奶
清热消肿，降压

健康吃法

1.三餐做主食。用荞麦粉与少量其他五谷粉类或芹菜一起做成面条、饼、馒头等主食食用。荞麦煎饼松软、口感好；用肉末和黄瓜拌荞麦面条，清爽不腻，容易消化。

2.冲泡。将苦荞炒制后，用沸水冲泡，长期饮用有助于防痛风。

人群须知

推荐人群： 痛风、高血压、血脂异常、冠心病、糖尿病患者。

慎食人群： 脾胃虚寒、过敏体质者。

营养师支招

在细粮中加入一些荞麦，不仅有助于平衡营养，还有助于清肠通便，对身体有好处。

荞麦大米粥 (主食)

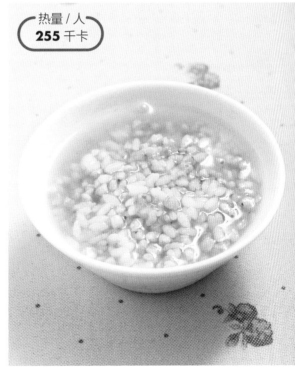

热量/人
255 千卡

材料 荞麦 150 克，大米 75 克。

做法

1 荞麦淘洗干净，浸泡 3 小时；大米淘洗干净，浸泡 30 分钟。

2 锅置火上，加适量清水，放入荞麦、大米，用大火煮沸，转小火熬成稠粥即可。

烹饪妙招 荞麦口感较粗糙，煮粥时加些大米可以使口感更加软糯。

荞麦煎饼 (主食)

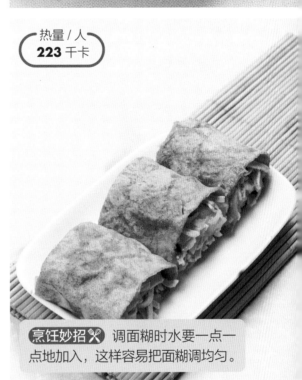

热量/人
223 千卡

材料 荞麦粉 100 克，面粉 50 克，鸡蛋 1 个，柿子椒 50 克，豆腐丝 30 克。

调料 葱末、姜末、蒜末各 5 克，盐 2 克。

做法

1 荞麦粉和面粉一同倒入大碗中，打入鸡蛋，加适量清水，搅拌成稀面糊；柿子椒洗净，切丝；豆腐丝洗净，切长段。

2 平底锅热放油，淋入适量面糊摊成薄饼，煎至两面熟透，盛出。

3 另起锅，锅热放油，炒香葱末、姜末，放入柿子椒丝、豆腐丝翻炒至断生，加盐和蒜末调味，盛出，卷入煎饼中即可。

烹饪妙招 调面糊时水要一点一点地加入，这样容易把面糊调均匀。

蔬菜 深色蔬菜和浅色蔬菜搭配着吃

降尿酸关键词 钾、水

冬瓜 有利尿、降尿酸的作用

每 **100** 克营养含量		
热量	水分	维生素 C
10 千卡	**97** 克	**16** 毫克
钾	钙	嘌呤
57 毫克	**12** 毫克	**1** 毫克

推荐用量： 每日宜吃 100 克　**降尿酸营养吃法：** 蒸、炒、煮

降尿酸原理

冬瓜的含水量居众菜之首，高达 97%，具有促进尿酸排出、降压、消肿的功效。

营养降尿酸搭配

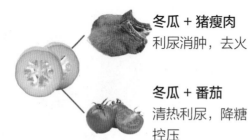

冬瓜 + 猪瘦肉
利尿消肿，去火

冬瓜 + 番茄
清热利尿，降糖控压

健康吃法

1.三餐皆宜蒸、煮、炒：痛风患者适合把冬瓜煮着吃或清蒸，早、晚餐食用更佳。

2.餐前喝汤：餐前可喝碗冬瓜汤（冬瓜连皮 30～60 克，做汤，常饮用可减轻体重，降低血脂），餐后半小时可吃些水果，且以带酸味的为佳，这样有助于消食、去脂。

人群须知

推荐人群： 痛风、糖尿病、动脉粥样硬化、高血压、肥胖、水肿患者。

慎食人群： 久病体弱、脾胃虚寒者。

营养师支招

烹制冬瓜时，盐要少放、晚放，这样不仅口感好，而且也做到了低盐饮食。

素炒冬瓜 （热菜）

热量/人
10 千卡

材料 冬瓜 300 克。

调料 葱段、酱油各 5 克，醋 6 克，香菜段适量。

做法

1 冬瓜洗净，去皮除子，切小块，焯水。

2 锅内倒油烧至六成热，下入葱段爆香，放入冬瓜块翻炒至半透明时，调入酱油，加入没过冬瓜的清水，煮至冬瓜变透明时，加醋调味，撒上香菜段即可。

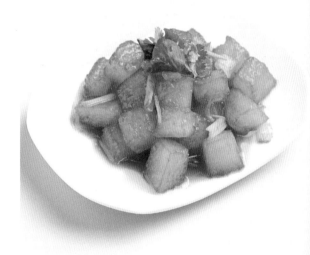

（烹饪妙招）炒冬瓜最好先焯水，这样既能保持冬瓜的口感，也能减少在锅中的烹饪时间。

白菜冬瓜汤 （汤羹）

热量/人
9 千卡

材料 冬瓜 200 克，小白菜 50 克。

调料 盐 2 克。

做法

1 小白菜洗净，去根，切小段；冬瓜去皮除子，洗净，切小块。

2 锅中放适量清水烧开，放入冬瓜块，小火煮 5 分钟左右。

3 放入小白菜段煮熟，加盐调味即可。

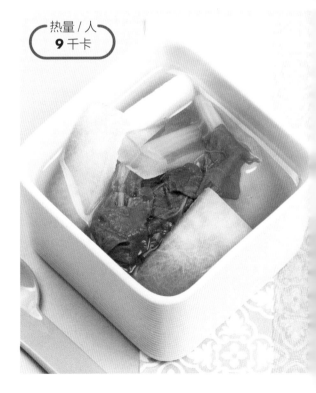

（烹饪妙招）煮冬瓜汤可选浅绿皮冬瓜，这种冬瓜表皮白霜较多，肉质薄且松软，容易入味。

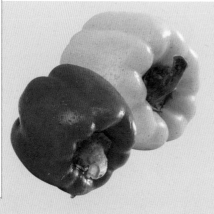

彩椒 加速新陈代谢

每 **100** 克营养含量		
热量	膳食纤维	维生素C
26 千卡	**3** 克	**104** 毫克
钾	胡萝卜素	嘌呤
278 毫克	**794** 微克	**6** 毫克

推荐用量：每日宜吃 50~100 克 　　降尿酸营养吃法：凉拌、炒

降尿酸原理

彩椒含有丰富的维生素C、钾，有助于降低痛风患者体内的尿酸含量。

营养降尿酸搭配

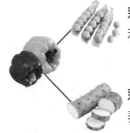

彩椒 + 豌豆
利尿消肿，防便秘

彩椒 + 山药
养血，开胃

健康吃法

1.将彩椒切成条凉拌可以减少烹调油的用量，并能保护维生素C不受损失，预防体内尿酸升高。

2.早、午餐用彩椒搭配时蔬炒着吃，可以增加蔬菜摄入种类，使食物多样化。

人群须知

推荐人群： 痛风、贫血、出血患者，食欲不振者。

慎食人群： 胃溃疡、眼疾、热病患者。

营养师支招

彩椒一次不宜吃得过多。另外，用酱油烹调彩椒会使菜色变暗，且味道也不清香。

腰果彩椒沙拉 (凉菜)

材料 红彩椒、黄彩椒各 150 克，原味腰果 20 克，豌豆粒 100 克，酸奶适量。

做法

1. 红彩椒、黄彩椒洗净，去子，切片。豌豆粒洗净。

2. 把切好的彩椒片放沸水中焯一下，用漏勺捞出，放入冰水里浸泡。豌豆粒放入沸水中焯水至变色，同样放入冰水中浸泡。彩椒、豌豆完全凉透后，倒入漏勺里，沥干多余水分，备用。

3. 腰果放烤箱，用190℃烘烤5分钟复脆，取出放凉并切碎。把酸奶与沥干多余水分的食材混合，再放上腰果碎即可。

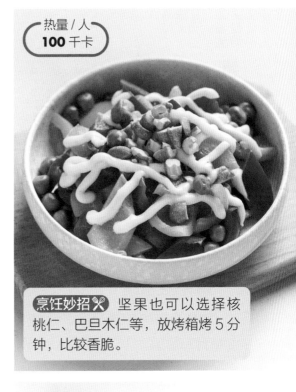

热量/人 **100 千卡**

 坚果也可以选择核桃仁、巴旦木仁等，放烤箱烤5分钟，比较香脆。

彩椒炒山药 (热菜)

材料 山药 300 克，红彩椒、黄彩椒各 100 克。

调料 葱花、盐各适量。

做法

1. 山药去皮洗净，斜刀切片；红彩椒、黄彩椒洗净，去子，切成小片备用。

2. 锅内放水，烧开，将山药片焯烫至熟。

3. 起锅烧油，放葱花爆香，倒入彩椒片翻炒均匀，至彩椒外皮稍发皱，倒入焯过的山药片翻炒，出锅前调入盐炒匀即可。

烹饪妙招 山药焯水时间不宜过长，焯水后再炒，可以减少吸油量。

热量/人 **74 千卡**

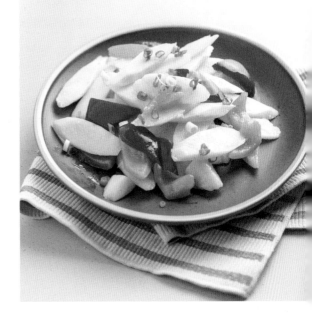

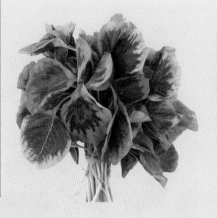

苋菜　通利小便，增强体质

每 **100** 克营养含量		
热量	钾	镁
35 千卡	**207** 毫克	**119** 毫克
维生素 C	铁	嘌呤
47 毫克	**5** 毫克	**9** 毫克

推荐用量：每日宜吃 100～150 克　　**降尿酸营养吃法：**凉拌、煮、炒

降尿酸原理

苋菜是一种低嘌呤食物，且含有丰富的维生素 C 和钾，能够促进体内尿酸的排出，有利水消肿的功效。

营养降尿酸搭配

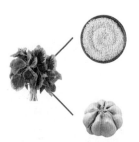

苋菜 + 白芝麻
清热解毒，利尿通便

苋菜 + 大蒜
通利小便，调脂控糖

健康吃法

1.三餐皆宜凉拌、快炒：苋菜焯烫后，加坚果碎、蒜蓉、芝麻等一起凉拌后食用，口感清爽。

2.苋菜可与鸡蛋、豆腐、肉类等一起炒制，也可单独清炒，清炒后有一股特殊的香味，而且可消肿利尿。

人群须知

推荐人群：痛风、糖尿病患者，大便燥结者。

慎食人群：过敏体质者。

营养师支招

苋菜性寒，能清热解毒、利尿除湿、通利大便。煮汤、煮粥或榨汁都是不错的选择。

凉拌苋菜 (凉菜)

材料 苋菜 450 克，白芝麻少许。
调料 盐适量。
做法

1 苋菜洗净。
2 起锅烧水，水开后加点盐和油，放入苋菜焯一下（控制在半分钟之内，时间长了就不好吃了），捞出。
3 放凉白开中过凉，从中间切一刀，撒上白芝麻、盐拌匀即可。

> **烹饪妙招** 苋菜焯水切记时间要短、速度要快。烧水的时候要多加些水，这样可以节省焯水的时间。水开后，放入苋菜，叶片稍软立刻捞出。烧水的时候还可在水里加盐，能起到保护苋菜颜色的作用。

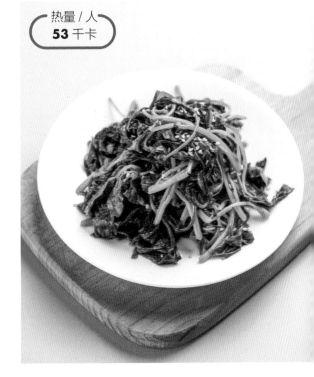

热量 / 人
53 千卡

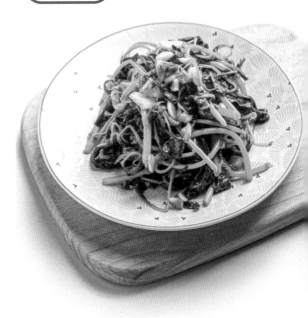

热量 / 人
53 千卡

炒苋菜 (热菜)

材料 苋菜 450 克。
调料 盐 2 克，蒜碎 5 克。
做法

1 苋菜洗净，中间切一刀。
2 锅中放油烧热，下蒜碎爆香，放入苋菜段翻炒，出锅前加盐炒匀即可。

> **烹饪妙招** 叶菜中的维生素 C 怕高温，烹调时温度过高或加热时间过长，维生素 C 会被大量破坏。用大火快炒可减少维生素 C 的损失，还能保持口感脆爽。

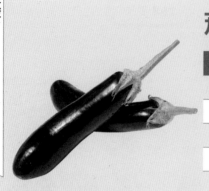

茄子 活血消肿，祛风通络

每 **100** 克营养含量		
热量	膳食纤维	钾
23 千卡	**1.3** 克	**142** 毫克
磷	钙	嘌呤
23 毫克	**24** 毫克	**13** 毫克

推荐用量：每日宜吃 100～150 克　　降尿酸营养吃法：煮、蒸

降尿酸原理

中医认为，茄子性凉、味甘，有利尿、活血化瘀、清热、止痛消肿等功效。对于痛风患者来说，尿酸沉积于趾关节，容易形成红肿热痛的症状，适当食用茄子，可辅助缓解症状。

营养降尿酸搭配

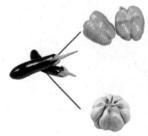

茄子 + 柿子椒
降胆固醇，护肤

茄子 + 大蒜
解毒利尿，护心降压

健康吃法

1.三餐都可蒸食：茄子皮富含花青素，水煮后会流失，所以烹饪茄子时不要水煮太久，最好选择隔水蒸熟食用。

2.早餐做馅：茄子容易吸油，为减少用油量，可切成丁，放少量油做馅食用。

人群须知

推荐人群：痛风、高血压、冠心病、坏血病、紫癜患者。

慎食人群：肺寒常咳者。

营养师支招

想吃烧茄子，最好将茄子先蒸几分钟再烹炒，并注意减少用油量。避免煎炸等烹饪方式。

茄子馅包子 （主食）

材料 茄子 300 克，面粉 200 克，酵母少许。

调料 葱花、姜末、盐各少许。

做法

1. 面粉放入和面盆，温水中放适量酵母调匀，倒入面粉中，搅成絮状，再和成光滑面团，醒发至原来的 2 倍大。
2. 茄子去皮，切成小丁，放少许盐，挤出多余水分，放葱花、姜末、盐调成包子馅。
3. 发好的面再次揉成面团，下剂，擀成包子皮，放上馅，包成包子，锅中水烧开，包子上锅蒸 15 分钟即可。

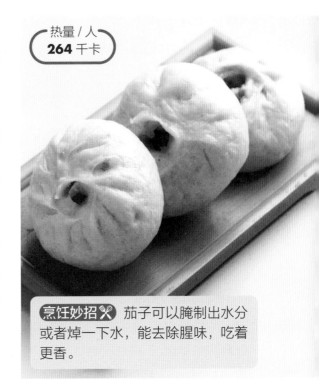

热量 / 人
264 千卡

烹饪妙招 茄子可以腌制出水分或者焯一下水，能去除腥味，吃着更香。

蒜蓉蒸茄子 （热菜）

材料 茄子 400 克。

调料 盐、葱花、蒜末、红辣椒丁各适量。

做法

1. 将茄子洗净，从中间剖开，放入盘中。
2. 锅内倒油烧热，放蒜末、红辣椒丁、葱花爆香，加入盐调味制成酱汁。
3. 将爆香的酱汁浇在茄子上，放入蒸笼中，大火蒸 10 分钟后取出即可。

烹饪妙招 切开的茄子用盐水浸泡一会儿，可有效避免烹饪过程中茄子发黑。

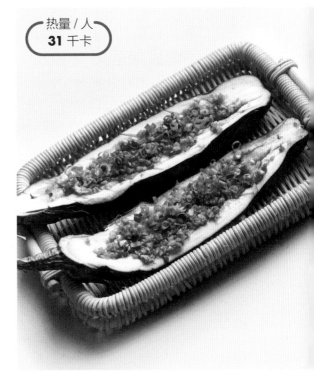

热量 / 人
31 千卡

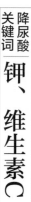

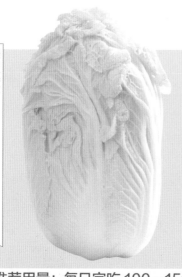

大白菜　有助于痛风患者排尿酸

每 **100** 克营养含量		
热量	维生素C	钾
20 千卡	**38** 毫克	**134** 毫克
钙	磷	嘌呤
57 毫克	**33** 毫克	**14** 毫克

推荐用量： 每日宜吃 100~150 克　　**降尿酸营养吃法：** 炒、煮、凉拌

降尿酸原理

大白菜中含有多种维生素和矿物质，能够碱化尿液。同时大白菜热量很低，含有维生素C、膳食纤维和钾等，有利于控尿酸。

营养降尿酸搭配

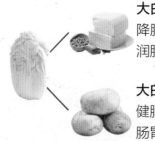

大白菜 + 豆腐
降胆固醇，清热润肺

大白菜 + 土豆
健脾补肾，通利肠胃

健康吃法

1.大白菜宜急火快炒，不宜用浸烫后挤汁等方法，以免维生素C流失。

2.烹饪大白菜时，适当放点醋，有利于人体对营养的吸收。

3.大白菜配豆腐，可帮助降血脂，预防痛风并发血脂异常。

人群须知

推荐人群： 痛风、高血压、血脂异常、糖尿病、口腔溃疡、支气管炎患者。

慎食人群： 胃寒、便溏者。

营养师支招

切大白菜时，最好顺其纹理，这样易熟且可减少维生素C的流失。另外，大白菜最好现做现吃，不要吃隔夜的熟白菜。

白菜炖豆腐 (热菜)

材料 大白菜 300 克，豆腐 250 克。
调料 葱段、姜片各少许，盐适量。
做法
1 大白菜、豆腐分别洗净切片、切块。
2 锅中放油烧热，放入葱段、姜片炒
 香，放入白菜片翻炒片刻，然后加
 入清水，水没过白菜片，同时加入
 切好的豆腐块，大火炖 10 分钟后加
 适量盐即可。

(烹饪妙招✕) 老豆腐本身有比较浓
厚的豆腥味，泡在盐水中 5 分钟，
能够有效去除豆腥味，让做出来的
豆腐口感更好。

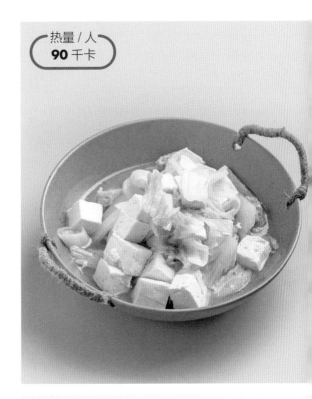

热量 / 人
90 千卡

板栗烧白菜 (热菜)

材料 大白菜 300 克，板栗 100 克。
调料 盐 3 克，水淀粉、醋各适量。
做法
1 大白菜洗净，切段；板栗煮熟，剥
 壳取肉。
2 取锅倒油烧热，下入白菜段煸炒，
 放盐、醋、板栗肉和清水，烧开，
 焖 5 分钟，出锅前用水淀粉勾芡
 即可。

(烹饪妙招✕) 炒白菜时加点醋，既
可增加菜肴的美味，又可减少用盐
量，更有利于稳定血糖和血压。

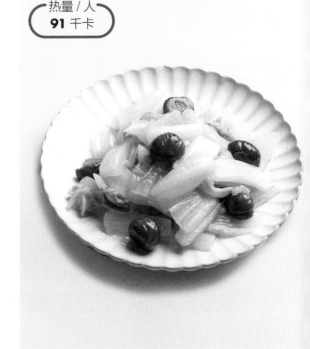

热量 / 人
91 千卡

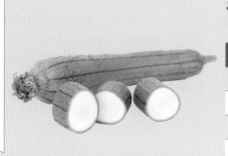

丝瓜 增加尿量，促进尿酸排出

每 **100** 克营养含量		
热量	维生素 C	胡萝卜素
20 千卡	**4** 毫克	**155** 微克
钾	钙	嘌呤
121 毫克	**37** 毫克	**14** 毫克

推荐用量： 每日宜吃 100～150 克　　**降尿酸营养吃法：** 煲汤、炒、蒸

降尿酸原理

中医认为，丝瓜具有活血、凉血、通络、解毒、消炎等功效，有助于痛风患者预防红肿热痛等炎性症状。现代营养学认为，丝瓜含有皂苷类物质，具有一定的利尿作用，可以帮助痛风患者排出尿酸。

营养降尿酸搭配

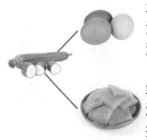

丝瓜 + 鸡蛋
清热解毒，滋阴润燥

丝瓜 + 魔芋
清热利尿，降压护心

健康吃法

1.可用丝瓜叶、丝瓜络煮水喝，能帮助痛风患者活血通络，改善血液循环，并对骨关节具有保护作用。

2.用丝瓜搭配木耳炒食时，应注意尽量保持清淡，少放油，且不宜加酱油或豆瓣酱等口味较重的酱料，以免抢味。

人群须知

推荐人群： 高血压、心脏病、痛风患者，痰喘、咳嗽、乳汁不通者。

慎食人群： 脾胃虚寒、大便溏薄者。

营养师支招

丝瓜宜现切现做，防止营养成分随汁水流失。

鸡蛋炒丝瓜 (热菜)

材料 丝瓜 300 克，鸡蛋 2 个。

调料 盐 3 克，姜末、葱末、蒜末各 5 克。

做法

1 丝瓜洗净，去皮，切滚刀块，入沸水焯烫，捞出沥干。

2 鸡蛋磕入碗中，打散，炒熟，盛出。

3 锅留底油烧热，爆香姜末、葱末、蒜末，放入丝瓜块翻炒，加入鸡蛋，加盐炒匀即可。

烹饪妙招 想要让丝瓜不发黑，丝瓜切好后浸在水中，水中加入少许的食用盐，这样能够把丝瓜清洗得更为干净，同时能够让丝瓜提前入味，吃起来会更为清甜。

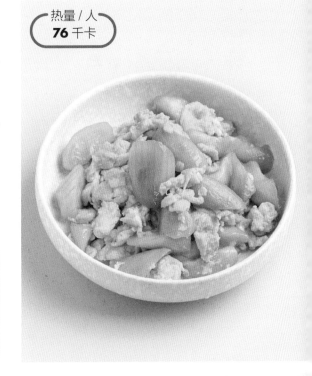

热量 / 人
76 千卡

丝瓜魔芋汤 (汤羹)

材料 丝瓜 300 克，魔芋豆腐、绿豆芽各 100 克。

调料 盐、醋各适量。

做法

1 丝瓜洗净，去皮，切块；绿豆芽洗净；魔芋豆腐用加了醋的水泡洗，切片。

2 锅内放油，煸炒一下丝瓜块，倒入清水烧开，放入魔芋片，煮 10 分钟左右，放入绿豆芽稍煮一下，出锅前加盐调味即可。

烹饪妙招 丝瓜需要先炒软，再加清水，这样煮出来的汤比直接煮好喝很多。

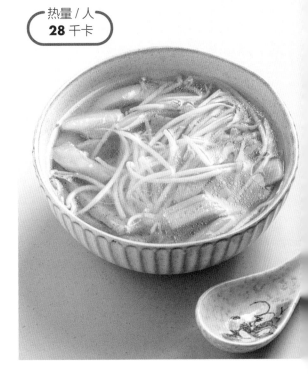

热量 / 人
28 千卡

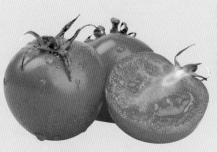

番茄 健胃消食，促进尿酸排泄

每 100 克营养含量		
热量	水分	维生素 C
15 千卡	**95** 克	**14** 毫克
胡萝卜素	钾	嘌呤
375 微克	**179** 毫克	**17** 毫克

推荐用量： 每日宜吃 100~200 克　　**降尿酸营养吃法：** 生吃、凉拌、炒

降尿酸原理

番茄属于低嘌呤食物，含有丰富的钾，可碱化尿液，帮助利尿，对痛风患者有辅助治疗作用。

营养降尿酸搭配

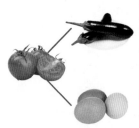

番茄 + 茄子
减脂，利尿，降压调脂

番茄 + 鸡蛋
健胃消食

健康吃法

1.加餐生吃：番茄生吃更有利于维生素 C 等营养物质的吸收利用。

2.三餐宜炒：番茄与鸡蛋搭配食用，味道佳、营养好。番茄与茄子搭配食用，有辅助降血压、降血脂、健胃消食的作用。

人群须知

推荐人群： 痛风、高血压、冠心病、血脂异常、肥胖、急慢性肝炎患者。

慎食人群： 过敏体质者。

营养师支招

番茄不宜空腹大量食用，否则容易刺激胃黏膜，导致胃酸分泌过多，造成胃部胀痛。

番茄烩茄丁 （热菜）

材料 茄子 300 克，番茄 150 克。
调料 盐适量。

做法

1 茄子、番茄洗净，茄子去皮、切丁，番茄切丁。
2 锅置火上，倒入适量油烧至六成热，先放入茄丁翻炒至出汁，再加入番茄丁炒熟，出锅前用盐调味即可。

烹饪妙招 做这道菜时，要先下入茄丁，等它稍稍炒软后再加入番茄丁。

热量/人
31 千卡

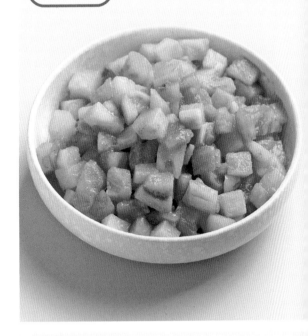

番茄炒鸡蛋 （热菜）

材料 番茄 400 克，鸡蛋 2 个。
调料 盐 2 克。

做法

1 鸡蛋打散；番茄洗净，去皮，切块。
2 锅内加油烧热，将鸡蛋炒散盛出。
3 另起锅，放少许食用油，倒入番茄块翻炒出沙，加入已炒好的鸡蛋，翻炒均匀，出锅前加盐即可。

烹饪妙招 鸡蛋和番茄的比例很关键，如果番茄少了，吃起来会感觉味道不足、油腻、干涩；番茄多了会太酸、汤水太多，炒蛋吃得不尽兴。比例最好是 1:1，两个鸡蛋配上同样大小的两个番茄即可。好的搭配比例不但是美味的基础，还是营养均衡的保障。

热量/人
79 千卡

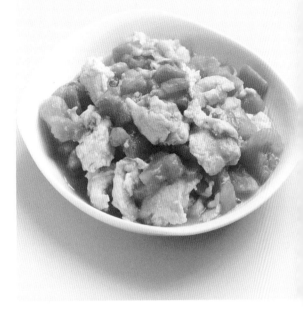

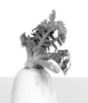

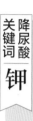

白萝卜 辅助降尿酸

每 **100** 克营养含量		
热量	膳食纤维	维生素 C
16 千卡	**1.1** 克	**19** 毫克
钾	钙	嘌呤
167 毫克	**47** 毫克	**11** 毫克

推荐用量：每日宜吃 100 克　降尿酸营养吃法：煮汤、凉拌

降尿酸原理

白萝卜富含钾、水分，有利尿作用，可促进尿酸的排泄。白萝卜为低嘌呤食物，是痛风患者良好的食材选择。

营养降尿酸搭配

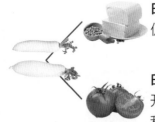

白萝卜 + 豆腐
促消化，补钙

白萝卜 + 番茄
开胃促食，清热利尿

健康吃法

1. 做汤、做馅：白萝卜做汤时宜与木耳、瘦肉等同炖，不但味道好，也更有助于控尿酸。白萝卜做馅包包子、馅饼也非常好吃。

2. 凉拌：白萝卜含有较丰富的淀粉酶和芥子苷，凉拌食用有助于痛风患者吸收其营养成分。

人群须知

推荐人群：痛风、高血压、血脂异常、糖尿病、支气管炎患者。

慎食人群：腹泻患者。

营养师支招

白萝卜所含的钙大部分在萝卜皮内，所以最好带皮吃。

萝卜蒸糕 (主食)

材料 大米粉160克，胡萝卜80克，白萝卜300克。

调料 盐少许。

做法

1 白萝卜、胡萝卜洗净，切丝，加盐腌5分钟，挤干水分；大米粉加水调成米糊。

2 锅内倒油烧热，倒入胡萝卜丝、白萝卜丝翻炒，倒入大米糊搅拌均匀。

3 取蒸碗，倒入萝卜米糊，蒸30分钟，取出凉凉，切块即可。

> **烹饪妙招** 白萝卜丝倒进锅里炒几下后，可盖上锅盖焖1分钟，利用水蒸气将白萝卜煮软。

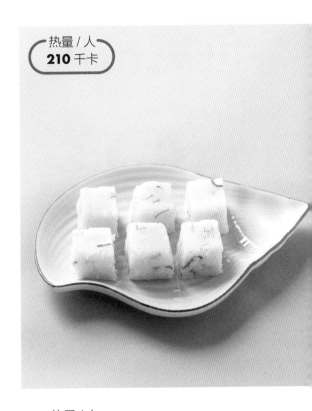

热量/人
210千卡

萝卜丝鸡蛋汤 (汤羹)

材料 白萝卜100克，鸡蛋1个，枸杞子适量。

调料 盐1克，葱末3克。

做法

1 白萝卜洗净，切丝。

2 平底锅放油烧热，磕入鸡蛋煎至两面金黄，即为太阳蛋。

3 锅内倒油烧热，放入白萝卜丝炒至变色，放入太阳蛋，加枸杞子、适量清水，中火煮10分钟，加盐调味，撒上葱末即可。

> **烹饪妙招** 萝卜丝需先炒熟，再加水煮，这样煮出的汤汁更加鲜美营养。

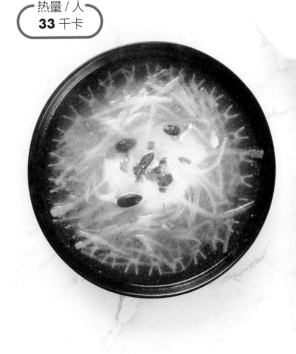

热量/人
33千卡

鱼禽畜肉 优选白肉，少量红瘦肉

降尿酸关键词

黏多糖

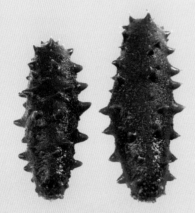

海参 补肾益精，通便利尿

每 **100** 克营养含量		
热量	蛋白质	镁
78 千卡	**16.5** 克	**149** 毫克
铁	硒	嘌呤
13.2 毫克	**63.9** 微克	**18** 毫克

推荐用量：每日宜吃 40～75 克　　降尿酸营养吃法：煮、炒

降尿酸原理

海参含蛋白质、烟酸、牛磺酸，以及钙、铁、钾、硒、锌等矿物质，是一种高蛋白、低嘌呤、低脂肪、低糖的营养食品，其含有的黏多糖有助于促进代谢，是痛风患者理想的海产品选择。

营养降尿酸搭配

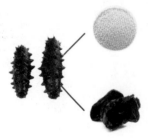

海参 + 小米
补肾气，益精血

海参 + 木耳
利尿，补肾强身

健康吃法

清炖、煮粥：清炖、煮粥能保证海参中所含的营养成分不流失，而且味道鲜美，也容易操作。也可以红烧、葱烧、烩等。

人群须知

推荐人群：痛风、血脂异常、糖尿病、慢性肾炎患者。

慎食人群：脾胃虚寒、大便溏泄者。

营养师支招

海参不宜与含鞣酸较多的水果（如葡萄、山楂等）同食，以免降低食物营养价值。

小米海参粥 （主食）

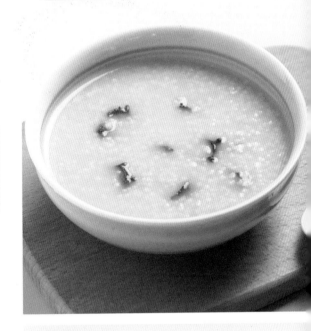

热量 / 人
159 千卡

材料 小米 100 克，水发海参 150 克。

做法

1 小米淘洗干净；水发海参洗净，切小块。

2 海参块放入锅内，加适量清水，水沸后加小米，小火煮至粥成即可。

> **烹饪妙招** 煮小米粥的时候先将锅里的水烧开再放入小米，煮沸之后改小火，粥变得黏稠时关火，这样熬出的粥会出油。

葱烧海参 （热菜）

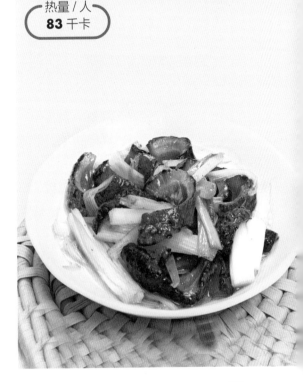

热量 / 人
83 千卡

材料 水发海参 300 克，大葱 50 克。

调料 盐、料酒、胡椒粉、酱油、花椒各适量。

做法

1 水发海参冲净，切条；大葱洗净，切段。

2 海参条入砂锅中，加水、料酒，小火煨 20 分钟；锅中放油烧热，炒香花椒，捞出，放入葱段，小火炒黄。

3 放入煨熟的海参段及其他调料，调好味即可。

> **烹饪妙招** 泡发海参最重要的就是要把海参放到冰箱冷藏泡发，而且要用纯净水，否则海参容易肢解，会营养流失。

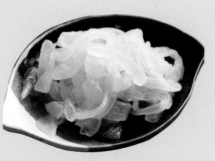

海蜇 活血消肿，祛风通络

每 100 克营养含量		
热量	镁	钾
33 千卡	124 毫克	160 毫克
钙	硒	嘌呤
150 毫克	15.5 微克	9 毫克

推荐用量：每日宜吃 40～75 克　　降尿酸营养吃法：凉拌

降尿酸原理

海蜇皮含有丰富的水分、蛋白质以及钾、钙、碘、硒、镁等，其嘌呤含量低，可为痛风患者提供诸多营养。中医认为，其有清热利尿之功效，适合痛风急性期食用。

营养降尿酸搭配

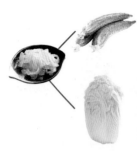

海蜇 + 黄瓜
清热利尿，排尿酸

海蜇 + 白菜
活血消肿，祛风通络

健康吃法

三餐皆可凉拌：海蜇一般采用凉拌的方法，其热量不高，三餐皆可食用。如果再搭配其他合适的蔬菜，可使其营养更加丰富。

人群须知

推荐人群：痛风、高血压、糖尿病、冠心病、便秘患者。

慎食人群：虚寒型腹泻者。

营养师支招

拌海蜇皮时，可将海蜇皮用凉白开反复冲洗干净，加醋、葱丝拌食。

老醋蜇头 (凉菜)

材料 海蜇头 300 克，黄瓜 100 克。

调料 香菜末、葱末各少许，胡椒粉、白糖、酱油、醋、香油各适量。

做法

1 黄瓜洗净，切丝；海蜇头反复清洗干净，用沸水烫 1~2 分钟，捞出过凉，切大片，放胡椒粉、白糖、酱油、醋和香油拌匀。

2 在盘中铺上一层黄瓜丝，放上拌好的海蜇头片，浇上少许拌海蜇头的调料汁，撒上香菜末和葱末即可。

烹饪妙招 刚买回来的海蜇头有些咸，要反复清洗，再用清水浸泡半天，期间换两三次清水可去掉大部分的盐。

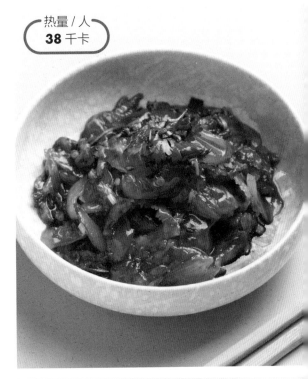

热量/人
38 千卡

白菜拌海蜇皮 (凉菜)

材料 海蜇皮 150 克，大白菜 200 克。

调料 香菜段、蒜泥、醋、盐、香油各适量。

做法

1 将海蜇皮反复冲洗干净，浸泡 4~6 小时，中间换水 2~3 次，泡好后将海蜇皮焯水，切丝；大白菜洗净，切丝。

2 将海蜇皮丝、大白菜丝、盐、醋、蒜泥、香油和香菜段拌匀即可。

烹饪妙招 优质的海蜇皮呈白色或黄色，有光泽，无红衣、红斑和泥沙。将海蜇放入口中咀嚼，能发出"咯咯"的脆响声，而且有咬劲，则为优质海蜇。

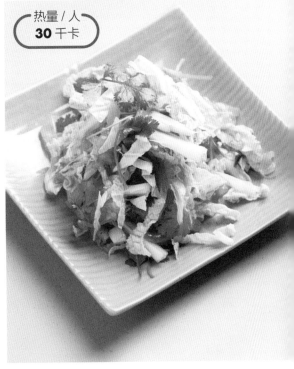

热量/人
30 千卡

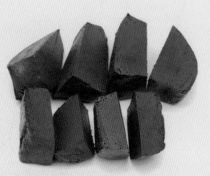

猪血 低嘌呤，利肠通便

每100克营养含量		
热量	蛋白质	钾
55 千卡	**12.2** 克	**56** 毫克
硒	铁	嘌呤
7.9 微克	**8.7** 毫克	**40** 毫克

推荐用量：每周40~75克　　降尿酸营养吃法：炒、煮

降尿酸原理

猪血有"液态肉"之称，也叫"血豆腐"，不仅营养丰富，还是排毒佳品，有利肠通便之功效，有助于尿酸排出体外。

营养降尿酸搭配

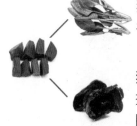

猪血＋菠菜
补血，防便秘

猪血＋木耳
排毒减脂，调脂降压

健康吃法

炒、烧、做汤：猪血性平、味咸，可以先放在沸水中焯一下再烹饪。可用猪血做汤，如猪血菠菜汤；也可用猪血炒菜，如红白豆腐、猪血炒青蒜、猪血炒韭菜等，不仅营养搭配合理，而且味道好。

人群须知

推荐人群：痛风、高血压、冠心病、血脂异常、贫血患者。

慎食人群：腹泻患者。

营养师支招

买回猪血后要注意不要让凝块破碎，除去少数附着的猪毛及杂质再烹饪。

菠菜猪血 (热菜)

材料 猪血、菠菜各 300 克。

调料 盐、香油各适量。

做法

1 猪血洗净，切块；菠菜择洗干净，
  焯水，切段。

2 将猪血块放入砂锅，加适量清水，
  煮至熟透，再放入菠菜段略煮片刻。

3 出锅前加入盐调味，淋香油即可。

> **烹饪妙招** 菠菜焯水时水中加入
> 盐和食用油，可以使菠菜入一点儿
> 底味，也可以保护菠菜中的叶绿素
> 不受损失，从而使菠菜的颜色更加
> 翠绿。

热量/人
83 千卡

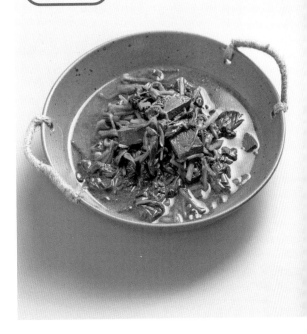

猪血炒木耳 (热菜)

材料 猪血 300 克，柿子椒、水发木
  耳各 100 克。

调料 葱段、姜丝、盐、醋各适量。

做法

1 柿子椒洗净，切片；水发木耳洗净，
  撕小朵；猪血洗净，切片。

2 锅里倒入适量油，烧热后加入姜丝
  和柿子椒片煸炒片刻，加入木耳、
  猪血片炒熟，再加入葱段、盐和醋
  调味即可。

> **烹饪妙招** 有些猪血里面有人工
> 添加的成分，吃起来口感发硬，且
> 有噎人的感觉。好的猪血切开后切
> 面有气泡，颜色暗红，闻起来没有
> 明显的腥味。

热量/人
70 千卡

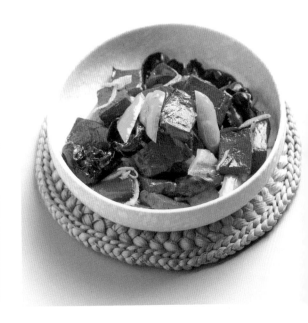

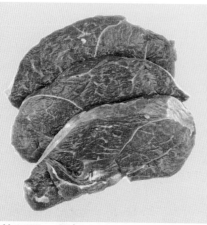

牛肉 利尿消肿，增强体质

每 100 克营养含量		
热量	蛋白质	钾
160 千卡	**20.0** 克	**212** 毫克
锌	铁	嘌呤
4.7 毫克	**1.8** 毫克	**105** 毫克

推荐用量：每日宜吃 40~75 克　　降尿酸营养吃法：炒、炖、蒸

降尿酸原理

牛肉能滋养脾胃、强筋健骨、利尿消肿，适用于水肿、小便不利、腰膝酸软等患者。牛肉的嘌呤含量属中等，痛风患者急性期不宜食用，但可以作为缓解期的营养补充。

营养降尿酸搭配

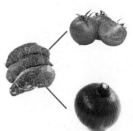

牛肉 + 番茄
利尿消肿，增强体质

牛肉 + 洋葱
增强免疫力

健康吃法

1. 早餐可用牛肉片搭配洋葱煎炒一下，既补充蛋白质又能增强体力。

2. 用牛肉做菜很讲究搭配。最简单的可用番茄搭配牛腩，可补充维生素和膳食纤维。

人群须知

推荐人群：中气不足、体弱消瘦、气短乏力、腰膝酸软、面浮腿肿者，贫血患者。

慎食人群：肠胃功能不良者。

营养师支招

牛肉不宜熏、炭烤、煎炸，以免产生苯并芘等致癌物质。此外，牛肉后腿部位脂肪含量少，胆固醇含量也低，更适合痛风合并血脂异常患者食用。

番茄牛腩 （热菜）

材料 牛肉 200 克，番茄 100 克。

调料 葱段、姜片、酱油、料酒、盐各适量。

做法

1 牛肉、番茄洗净，切块。

2 牛肉块焯至七成熟，捞出；锅烧热放油，将葱段、姜片爆香，放牛肉块、水、酱油、料酒，用大火烧开，放番茄块，煮至变软后加盐，大火收汁即可。

> **热量 / 人**
> **112 千卡**

烹饪妙招 嘌呤是水溶性的，牛肉切小块焯水，可让其接触水的面积增大，从而更有效地降低其嘌呤含量。

黑胡椒牛柳 （热菜）

材料 牛里脊肉、洋葱各 200 克。

调料 黑胡椒碎、盐、老抽、白糖、水淀粉各适量。

做法

1 洋葱洗净，切丝；牛里脊肉洗净，用刀背拍松，切成片，倒入黑胡椒碎、盐、老抽、白糖、水淀粉搅匀后腌制 5 分钟。

2 锅中放油烧热，放腌好的牛肉片，用铲子迅速滑散，变色后捞出；留底油炒洋葱丝，倒入清水烧开，放炒好的牛肉片，翻炒，出锅前勾芡即可。

> **热量 / 人**
> **133 千卡**

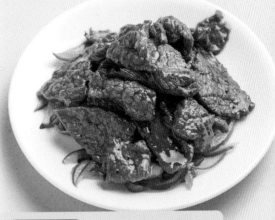

烹饪妙招 牛里脊肉在翻炒的时候千万别翻炒太久，断生就可以了，不要翻炒至彻底熟透，否则会变硬。

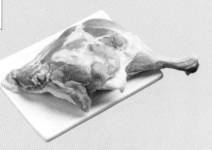

鸭肉 利尿消肿，补充蛋白质

每 100 克营养含量		
热量	蛋白质	钾
240 千卡	**15.5** 克	**191** 毫克
磷	硒	嘌呤
122 毫克	**12.3** 微克	**138** 毫克

推荐用量：每日宜吃 40～75 克　　**降尿酸营养吃法：**煮、炒

降尿酸原理

鸭肉可以有效地补充人体所需的蛋白质，促进新陈代谢，且富含多种矿物质，如硒、磷、钾等，有助于高尿酸血症患者恢复体力，改善免疫力。

营养降尿酸搭配

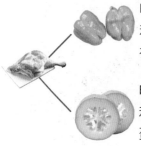

鸭肉 + 柿子椒
利水消肿，滋阴补肾

鸭肉 + 冬瓜
利尿消肿，补充蛋白质

健康吃法

1. 凉拌、炒：提前将鸭肉煮熟，撕成丝，放冰箱，吃的时候取出，加点调料拌一下。

2. 做汤：鸭肉性凉，最好加一些温性的食材，如枸杞子等，来平衡其凉性。老鸭肉不容易煲烂，可放些木瓜皮，其中的酶会加速鸭肉熟烂。

人群须知

推荐人群：小便不利、水肿、食欲不振、干咳痰稠、唇舌干燥者。

慎食人群：胃部冷痛、便溏者。

营养师支招

吃鸭肉宜去皮，焯水后烹饪，这样有助于去掉嘌呤和脂肪。另外，烹调鸭肉时宜少加盐，味道会更加鲜美。

柿子椒炒鸭丝 （热菜）

材料 鸭胸肉 180 克，柿子椒 200 克。

调料 料酒、盐各适量。

做法

1 鸭胸肉洗净、切丝，加料酒腌制；柿子椒洗净，去子，切丝。

2 锅中放油烧热，将腌好的鸭肉丝下锅滑散。倒入柿子椒丝继续翻炒，加盐调味即可。

（烹饪妙招）利用高温和快速翻炒的方式，可让鸭肉丝快速定型，并在短时间内锁住水分，使其口感更嫩滑。炒制时间较短也能保持鸭肉的鲜嫩，防止过度炒制而导致变老。

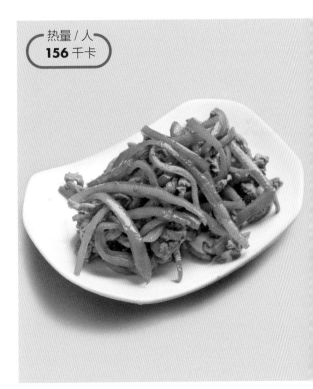

热量 / 人
156 千卡

冬瓜薏米鸭肉汤 （汤羹）

材料 去皮鸭肉 80 克，冬瓜 200 克，薏米 50 克。

调料 盐、香油各适量，葱段少许。

做法

1 鸭肉洗净，切丝；薏米洗净，浸泡 3 小时；冬瓜洗净，去皮、瓤，切成片。

2 砂锅置火上，倒入清水，下入薏米，大火煮沸后转小火煮 50 分钟，倒入冬瓜片煮至入味，放入鸭肉丝稍煮，加盐调味，淋入香油，撒入葱段即可。

（烹饪妙招）冬瓜一定要后放，冬瓜久煮祛湿效果不好，薏米则要久煮才易熟且发挥更好的祛湿作用。

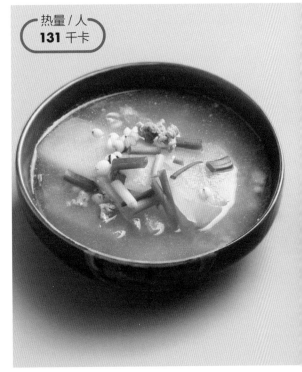

热量 / 人
131 千卡

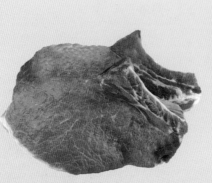

猪瘦肉 提供优质蛋白质

每 **100** 克营养含量		
热量	蛋白质	钾
143 千卡	**20.3** 克	**305** 毫克
铁	锌	嘌呤
3 毫克	**3** 毫克	**138** 毫克

推荐用量： 每日宜吃 40~75 克　**降尿酸营养吃法：** 炒、做粥、煲汤

降尿酸原理

猪瘦肉不仅富含蛋白质，还含有易吸收的铁、锌、钾等矿物质，有助于补充营养，调节代谢。

营养降尿酸搭配

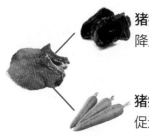

猪瘦肉 + 木耳
降胆固醇

猪瘦肉 + 胡萝卜
促进营养吸收

健康吃法

宜炒食、做粥、煲汤、制馅。猪肉烹饪前最好先焯煮，以减少嘌呤含量。痛风患者可以适量吃肉，但要少喝肉汤。

人群须知

推荐人群： 贫血患者，病后体弱、产后血虚者。

慎食人群： 血脂异常患者。

营养师支招

猪瘦肉不要用热水清洗，若用热水浸泡营养成分易流失，同时口味也欠佳。

木樨肉

热量 / 人
118 千卡

材料 鸡蛋2个，猪里脊100克，水发木耳、黄瓜、胡萝卜各60克。

调料 盐1克，葱末、姜末、蒜末各适量。

做法

1 鸡蛋打散成蛋液，炒成鸡蛋块；猪里脊洗净，切片；水发木耳洗净，撕小朵；黄瓜、胡萝卜洗净，切片。

2 锅内倒油烧热，炒香葱末、姜末、蒜末，放入肉片炒散，再倒入木耳、黄瓜片、胡萝卜片翻炒，倒入鸡蛋块翻炒，加盐调味即可。

> **烹饪妙招** 炒菜用的猪肉要逆着纹理切，这样可以切断猪肉的粗纤维，肉炒出来会很嫩。

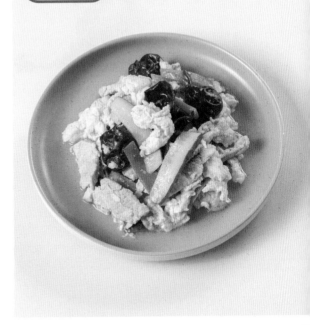

热量 / 人
48 千卡

胡萝卜炒肉丝 (热菜)

材料 胡萝卜300克，猪瘦肉60克。

调料 葱末、姜末、盐各3克。

做法

1 猪瘦肉洗净，切丝；胡萝卜洗净，去皮，切丝。

2 锅中油烧热，爆香葱末、姜末，倒入肉丝、胡萝卜丝炒熟，加盐，翻炒均匀即可。

> **烹饪妙招** 胡萝卜丝可用盐水略泡，炒时不容易断，也更容易熟，口感也更脆爽适口。

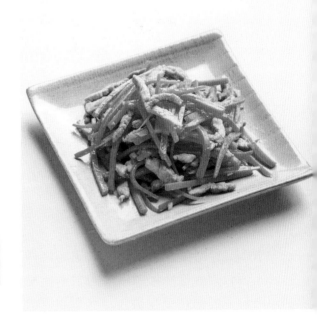

蛋奶类 任意选，无负担

降尿酸关键词｜钾、硒

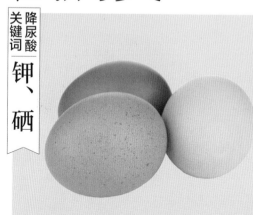

鸡蛋 补充优质蛋白质

每 100 克营养含量		
热量	蛋白质	维生素 A
139 千卡	**13.1** 克	**255** 微克
钾	硒	嘌呤
154 毫克	**14** 微克	**1** 毫克

推荐用量：每日宜吃 1 个　　降尿酸营养吃法：煮、蒸、炒

降尿酸原理

鸡蛋营养丰富，是优质蛋白质的极佳来源，还含有多种维生素和矿物质。鸡蛋含嘌呤较低，是痛风患者的优选食材。

营养降尿酸搭配

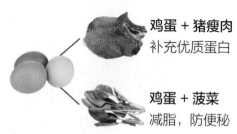

鸡蛋 + 猪瘦肉
补充优质蛋白

鸡蛋 + 菠菜
减脂，防便秘

健康吃法

1. 早餐蒸蛋羹、做蛋花汤最合适，因为这两种做法能使蛋白质松解，极易被消化吸收。炒鸡蛋、煎鸡蛋则应该尽量避免。

2. 午、晚餐可与蔬菜搭配炒制：鸡蛋与具有利尿作用的番茄、丝瓜、西葫芦等做成汤，有助于促进尿酸排出。

人群须知

推荐人群： 痛风、糖尿病患者，心烦失眠、久病体虚、营养不良者。

慎食人群： 血脂异常、胆囊炎、胆结石患者。

营养师支招

鸡蛋搭配燕麦、荞麦、鹰嘴豆、绿豆等全谷杂豆类食物，可利用其中的膳食纤维、低聚糖，降低鸡蛋中胆固醇可能带来的风险。

肉末蒸蛋 (热菜)

材料 猪瘦肉 100 克，鸡蛋 2 个。

调料 葱末、姜末、生抽、盐各适量。

做法

1 猪瘦肉洗净，剁成末，放入碗中，放入除盐外的所有调料，腌一会儿。

2 鸡蛋打入另一个碗中，加入少量盐和适量清水，将鸡蛋打散。

3 将腌好的肉末加到鸡蛋液中，搅拌均匀，然后放到蒸锅中隔水蒸 15 分钟即可。

> **烹饪妙招** 蒸蛋嫩滑的关键在于水蛋的比例，水和蛋的比例大概为 1.5：1。

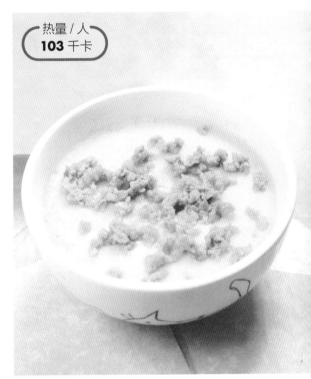

热量 / 人
103 千卡

鸡蛋炒菠菜 (热菜)

材料 菠菜 300 克，鸡蛋 2 个。

调料 盐、蒜末各适量。

做法

1 菠菜择洗干净，用沸水焯烫，捞出，沥干，切段；鸡蛋打散，加少许盐搅匀。

2 锅内倒入适量油，待油七成热时倒入打好的鸡蛋液，炒好盛出。

3 锅内加入蒜末爆香，倒入菠菜段翻炒至软，再加入炒好的鸡蛋和适量盐即可。

> **烹饪妙招** 菠菜中的草酸容易与钙结合形成不溶性的草酸钙，妨碍人体对钙的吸收。经焯水后可以减少草酸的含量。

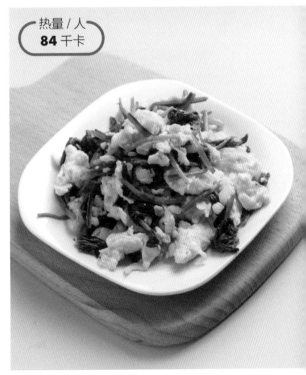

热量 / 人
84 千卡

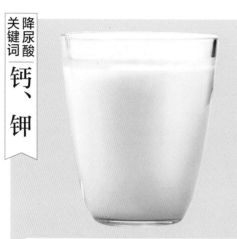

牛奶　调节尿酸水平

每 **100** 克营养含量		
热量	蛋白质	钙
65 千卡	**3.3** 克	**107** 毫克
钾	镁	嘌呤
180 毫克	**11** 毫克	**1** 毫克

推荐用量：每日宜吃 300~500 克　降尿酸营养吃法：直接饮用、做粥

降尿酸原理

牛奶属于高优质蛋白质、低嘌呤食物，有助于降尿酸，减少痛风发作。其降尿酸作用可能与其中的钙、钾等营养素有关。

营养降尿酸搭配

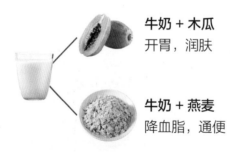

牛奶 + 木瓜
开胃，润肤

牛奶 + 燕麦
降血脂，通便

健康吃法

1.早餐时可以喝一杯牛奶，搭配杂粮饼或玉米发糕等主食。既能补充碳水化合物，又可补充优质蛋白质。

2.牛奶也适合睡前饮用，可以避免夜间饥饿，同时也有一定的安神助眠作用。

人群须知

推荐人群：痛风、高血压、冠心病、糖尿病患者，气血不足、营养不良者。

慎食人群：胆囊炎及胰腺炎患者，乳糖不耐受者。

营养师支招

煮牛奶时应避免煮太长时间，以免破坏牛奶所含的营养成分。

燕麦牛奶粥 （主食）

材料 燕麦片 75 克，牛奶 300 克。

做法

1 将燕麦片放入煮锅中，加少量清水大火煮沸，并不断搅拌煮至熟软。

2 将牛奶倒入煮软的燕麦粥中，小火煮开即可。

> **烹饪妙招** 燕麦要煮至熟软再倒牛奶，以免煮得时间太长，牛奶中的营养成分流失。牛奶燕麦一同食用既可控糖降脂，又可增加蛋白质摄入。

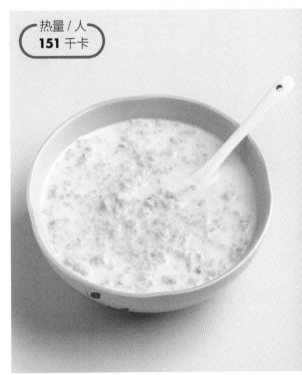

热量/人
151 千卡

木瓜鲜奶露 （饮品）

材料 木瓜 200 克，鲜牛奶 300 克。
调料 冰糖适量。

做法

1 木瓜洗净，去皮除子，切块。

2 锅中加适量清水、冰糖和木瓜块，中火煮沸。

3 盛入碗中，加入牛奶，搅拌均匀即可。

> **烹饪妙招** 水和奶的比例大概是 3.5:1，水多了会冲淡牛奶的味道，不过也可以依据自己的喜好和需求调节水量。

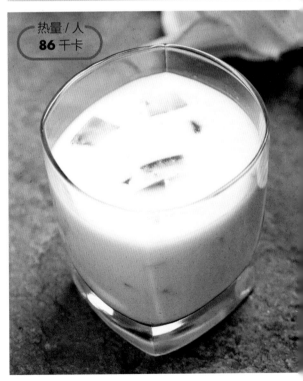

热量/人
86 千卡

大豆及坚果

制成浆或糊，嘌呤更可控

降尿酸关键词 钾、钙

豆腐　补充优质蛋白质

每 **100** 克营养含量		
热量	蛋白质	脂肪
84 千卡	**6.6** 克	**5.3** 克
钾	钙	嘌呤
118 毫克	**78** 毫克	**68** 毫克

推荐用量：每日宜吃 50 克　　降尿酸营养吃法：炒、煲汤、凉拌

降尿酸原理

豆腐有"植物肉"的美称，营养丰富，含有钾、钙等多种营养物质，适当食用有利于身体健康。黄豆在制成豆腐的过程中，大部分嘌呤已经流失，因此，痛风患者可以适量食用。

营养降尿酸搭配

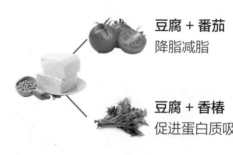

豆腐 + 番茄
降脂减脂

豆腐 + 香椿
促进蛋白质吸收

健康吃法

可凉拌、炖、炒：豆腐中缺少人体必需的氨基酸——蛋氨酸，烧菜时把豆腐和其他肉、蛋、蔬菜类食物搭配，可大大提高豆腐中蛋白质的利用率。

人群须知

推荐人群：痛风、高血压、糖尿病患者，口干咽燥、肺热咳嗽者。

慎食人群：腹泻、腹胀者。

营养师支招

豆腐中的蛋白质为优质蛋白质，烧菜时把它和蛋类、肉类、蔬菜搭配在一起，更有助于营养互补。

番茄烧豆腐 (热菜)

材料　豆腐 400 克，番茄 200 克。

调料　葱花少许，生抽、盐、水淀粉各适量。

做法

1 番茄洗净，切块；豆腐切块备用。
2 锅热放油，放入豆腐块略炒，倒入番茄块，调入生抽略炒。
3 盖锅盖焖煮 5 分钟，最后加盐、葱花炒匀，放入水淀粉勾芡即可。

烹饪妙招 炒豆腐时要随时注意汤汁的变化，勾水淀粉前锅中最好还有半碗汤汁的量。

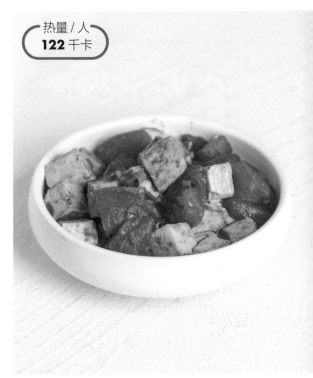

热量/人
122 千卡

香椿拌豆腐 (凉菜)

材料　豆腐 300 克，香椿 100 克。

调料　盐、香油各 3 克。

做法

1 豆腐洗净，放入沸水中焯烫，捞出沥干，切小块，装盘。
2 香椿洗净，焯烫捞出，过凉，捞出沥干，切碎，放入豆腐块中。
3 香椿碎、豆腐块中加入盐、香油拌匀即可。

烹饪妙招 ①豆腐一定要经沸水焯烫，可去掉豆腥味。②香椿焯水可去除苦涩味道，但不要焯太长时间，以免太软影响口感。③一定要保持清淡的味道，不要放太多调料，以免遮住了香椿的味道。

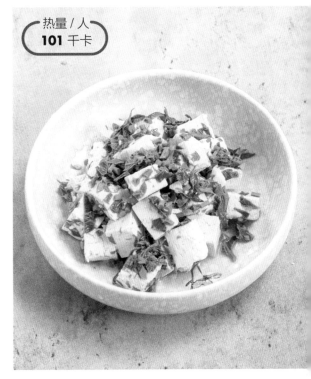

热量/人
101 千卡

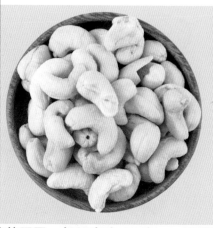

腰果　调节机体代谢

每 **100** 克营养含量		
热量	蛋白质	钾
615 千卡	**24** 克	**680** 毫克
膳食纤维	镁	嘌呤
10.4 克	**595** 毫克	**80** 毫克

推荐用量：每日宜吃 10 克　　降尿酸营养吃法：煲汤、凉拌

降尿酸原理

腰果中富含不饱和脂肪酸，有利于调节机体代谢，促进尿酸恢复正常水平。其次，腰果里面还含有丰富的油脂成分，能够润滑肠道，帮助粪便排出，从而促进尿酸排泄。

营养降尿酸搭配

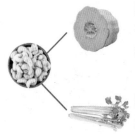

腰果 + 南瓜
补充体力，消除疲劳

腰果 + 芹菜
通便，排尿酸

健康吃法

1. 煮汤：搭配南瓜，促进肠道蠕动，补充热量。

2. 凉拌：与芹菜凉拌同食，满足营养均衡。

3. 每天最多吃一小把，10 克左右就可以了，体重超标者应减少摄入量。如果超量，就要把烹调油的摄入量进一步减少，这样有助于避免发胖。

人群须知

推荐人群： 痛风、糖尿病患者，便秘者。

慎食人群： 脾胃虚寒、腹泻、腹胀者。

营养师支招

腰果中含有大量的油脂、蛋白质等，所以如果长期吃太多，可能会出现肥胖的情况，所以进食量应适当。

南瓜腰果汤 (汤羹)

材料 腰果 30 克，南瓜 150 克。
调料 盐适量。
做法

1 南瓜洗净，去皮后切小块备用；腰果提前泡 30 分钟备用。
2 锅内倒水置于火上，倒入腰果，等水煮沸后倒入南瓜块，水再次沸腾时转小火煮 10~15 分钟，待南瓜块变软烂，加盐即可。

> **烹饪妙招** 可以将腰果洗净后，用清水浸泡半小时以上，再将腰果煎制成汤，可以更好地保留腰果的营养价值。

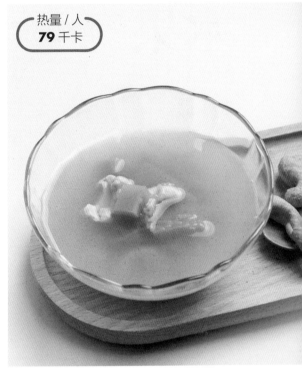

热量/人
79 千卡

腰果拌西芹 (凉菜)

材料 腰果 30 克，西芹 300 克。
调料 香油 1 克，盐适量。
做法

1 西芹洗净，切段，焯烫 10 秒，捞出备用；腰果烤熟，备用。
2 将西芹段和盐、香油拌匀，撒上腰果即可。

> **烹饪妙招** 用腰果做菜的时候，为了降低热量，不要用油炸，直接放烤箱烤一下复脆比较好。

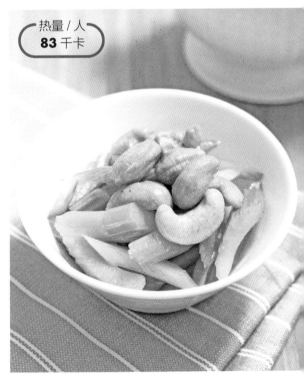

热量/人
83 千卡

水果 远离高果糖，亲近低、中果糖

降尿酸关键词

钾、花青素

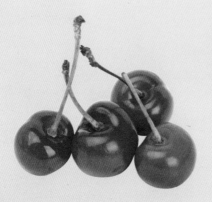

樱桃 有助于缓解痛风发作

每 **100** 克营养含量		
热量	胡萝卜素	维生素 C
46 千卡	**210** 微克	**10** 毫克
铁	钾	嘌呤
0.4 毫克	**232** 毫克	**11** 毫克

推荐用量： 每日宜吃 50~100 克　　**降尿酸营养吃法：** 榨汁、生吃

降尿酸原理

　　樱桃里的花青素有抗氧化作用，对于缓解痛风发作有益。樱桃含钾丰富，有利尿排钠作用，有助于尿酸的排泄，缓解痛风性关节炎引起的不适。

营养降尿酸搭配

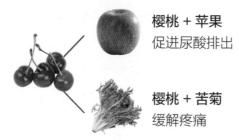

樱桃 + 苹果
促进尿酸排出

樱桃 + 苦菊
缓解疼痛

健康吃法

1. 做粥、榨汁：樱桃搭配其他水果或蔬菜，如苹果、香蕉、黄瓜等榨汁，缓解高尿酸症状。做粥时，搭配银耳、大米、西米等，可促进体内尿酸、脂质等排出。

2. 当加餐：先用清水洗净，再用淡盐水浸泡 15 分钟后直接食用。

人群须知

推荐人群： 痛风、冠心病、高血压患者。

慎食人群： 虚热咳嗽者。

营养师支招

　　樱桃的颜色越深，其花青素含量越多。所以紫樱桃抗氧化作用最强，选择时可有所侧重。

樱桃苹果汁 (饮品)

材料 樱桃 200 克，苹果 100 克。

做法

1 樱桃洗净，去子；苹果洗净，去核，切块。

2 将处理好的樱桃和苹果块放入榨汁机中，加适量水榨成汁即可。

(烹饪妙招) 苹果尽量切小块，减少搅打的时间，可减少氧化。

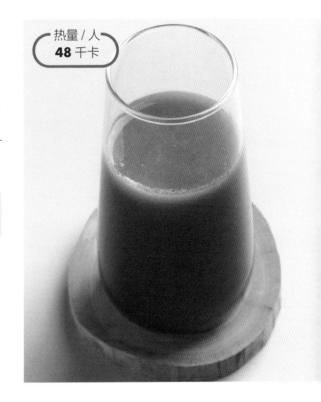

热量 / 人
48 千卡

樱桃蔬菜沙拉 (凉菜)

材料 樱桃 200 克，苦菊、红彩椒、黄彩椒各 100 克，酸奶适量。

做法

1 樱桃洗净，去子；苦菊洗干净，切段；红彩椒、黄彩椒洗净，切块。

2 准备好的食材放入盘中，在上面淋上酸奶，拌匀即可。

(烹饪妙招) 如果喜欢吃咸口的，可以将上述食材在盐水中泡一下，捞出拌匀，放醋和香油，也很美味。

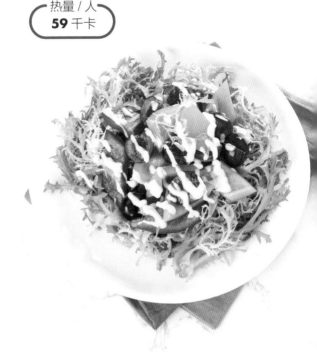

热量 / 人
59 千卡

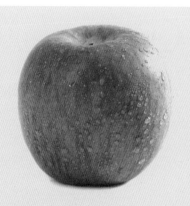

苹果 促进尿酸的排出

每 100 克营养含量		
热量	糖类	钾
53 千卡	**13.7** 克	**83** 毫克
磷	胡萝卜素	嘌呤
7 毫克	**50** 微克	**1** 毫克

推荐用量： 每日宜吃 100 克　**降尿酸营养吃法：** 生食、榨汁

降尿酸原理

苹果被称作"水果之王"，含有多种维生素，且富含钾，能促进尿酸排出。

营养降尿酸搭配

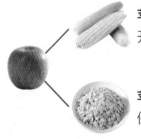

苹果 + 玉米
开胃消食

苹果 + 燕麦片
保护心脏，减脂

健康吃法

1.早餐宜煮粥：苹果与燕麦片一起煮粥，不仅有助于补钾利尿、排尿酸，还能健脾补虚，痛风患者可以适当食用。

2.加餐生吃：苹果带皮吃可以摄入更丰富的营养，但一定要清洗干净。

3.搭配玉米做沙拉：苹果搭配玉米一起吃，不仅可防尿酸堆积，还有利尿消肿的作用，但吃后要及时漱口刷牙。

人群须知

推荐人群： 痛风、高血压患者，便秘、上火者。

慎食人群： 外感风寒引起的咳嗽者。

营养师支招

烹饪苹果时要尽可能避免加热过度，因为过度加热会破坏其中的营养成分。可以选择轻微蒸煮、微波加热等方法，避免长时间高温加热。

玉米苹果沙拉 凉菜

热量/人
110 千卡

材料 苹果、玉米粒各 200 克，柠檬半个，酸奶少许。

调料 盐少许。

做法

1 玉米粒洗净；柠檬挤汁；苹果洗净，去皮除核，切小丁，放入加盐和柠檬汁的冰水中浸泡 3~5 分钟，捞出沥干备用。

2 将处理好的苹果丁、玉米粒一起放入碗中，加酸奶拌匀即可。

烹饪妙招 把切开的苹果放入盐水中浸泡 3~5 分钟，取出冲洗一下，能减少氧化。

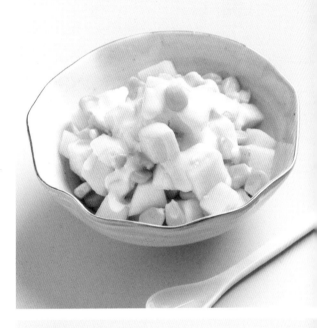

苹果麦片粥 主食

热量/人
166 千卡

材料 燕麦片 100 克，苹果 300 克。

做法

1 苹果洗净，去皮除核，切丁。

2 锅置火上，加水适量，加入燕麦片大火煮沸，放入苹果丁用小火熬煮至黏稠关火即可。

烹饪妙招 燕麦片是即食的，不需要久煮。

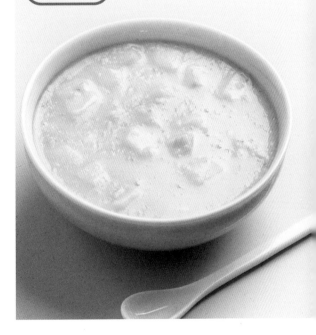

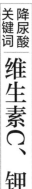

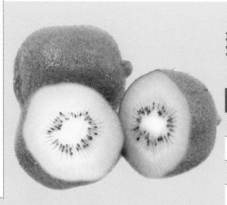

猕猴桃 防止体内尿酸升高

每 **100** 克营养含量		
热量	胡萝卜素	维生素 C
61 千卡	**130** 微克	**62** 毫克
铁	钾	嘌呤
1.2 毫克	**144** 毫克	**12** 毫克

推荐用量：每日宜吃 100 克　　降尿酸营养吃法：榨汁、生吃

降尿酸原理

猕猴桃被称为"维生素 C 之王"，其所含维生素 C 在人体内利用率高达 94%。维生素 C 有助于预防体内尿酸水平升高。另外，猕猴桃含较多的钾，有利尿功效，可以促进尿酸的排泄。

营养降尿酸搭配

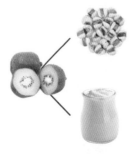

猕猴桃 + 薏米
生津解热

猕猴桃 + 酸奶
加速人体新陈代谢

健康吃法

1. 榨汁、凉拌：猕猴桃去皮，直接榨汁；加其他水果做成沙拉就是一道非常好的防痛风小菜。

2. 直接食用：猕猴桃是很好的利尿水果，切开后即可食用，注意不要贪多。

3. 加餐：以适量的猕猴桃作为加餐，代替点心等，能减少热量摄入，有利于痛风患者控制体重。

人群须知

推荐人群：痛风、高血压、血脂异常、便秘、消化不良患者。

慎食人群：经常性腹泻者。

营养师支招

猕猴桃食用时间以饭后 1~2 小时较为合适（因为猕猴桃富含蛋白酶，可以帮助消化）。

薏米猕猴桃汁 （饮品）

材料 猕猴桃 200 克，薏米 50 克。

做法

1 薏米浸泡 3 小时，洗净备用；猕猴桃去皮，切大块。
2 泡好的薏米小火慢煮，煮完后将薏米水滤出放凉。
3 将薏米水和猕猴桃块放进榨汁机里榨汁即可。

烹饪妙招 对于尚未软熟的猕猴桃可用塑料袋密封，在常温下放置 5 天左右，一般就能自然熟化。

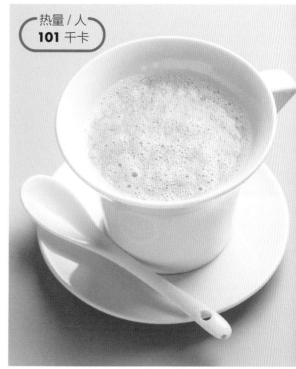

热量 / 人
101 千卡

芒果猕猴桃沙拉 （凉菜）

材料 猕猴桃 200 克，芒果、酸奶各 100 克。

做法

1 猕猴桃去皮，切片；芒果去皮除核，切丁备用。
2 猕猴桃片摆盘，中间放芒果丁，最后浇上酸奶即可。

烹饪妙招 猕猴桃洗净，去皮，把果肉挖出来，挖出果肉后剩下的猕猴桃汁别浪费，可倒在沙拉上，一起食用。

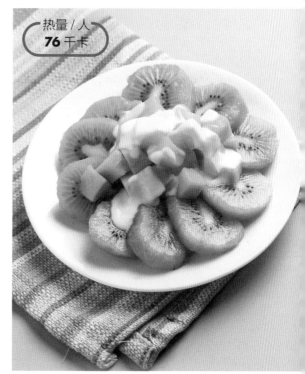

热量 / 人
76 千卡

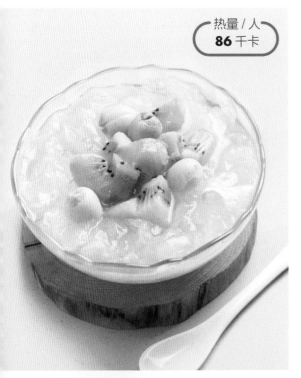

银耳猕猴桃羹 （汤羹）

材料 猕猴桃 200 克，干银耳 5 克，鲜莲子 60 克。

调料 冰糖适量。

做法

1 猕猴桃去皮，切丁；莲子洗净；银耳用水泡发 2 小时，去蒂，撕成小朵。

2 锅内放水，加入银耳，大火烧开，加入莲子，转小火熬煮 40 分钟。

3 加入适量冰糖，倒入猕猴桃丁，搅拌均匀即可。

> **烹饪妙招** ✂ 煮银耳的时候火候一定不能太大，小火容易熬出胶质，所以小火慢炖即可。下入冰糖的时候一定要注意搅拌，防止糖块沉底煳锅。

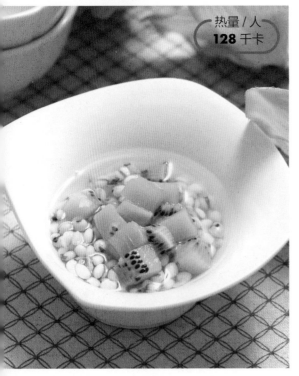

猕猴桃薏米粥 （主食）

材料 猕猴桃 40 克，薏米 100 克。

配料 冰糖适量。

做法

1 猕猴桃去皮，洗净，切成小丁；薏米淘净。

2 锅中加水，倒入薏米烧开，大火熬 40 分钟。

3 加适量冰糖，煮化后，倒入猕猴桃丁，搅匀即可。

> **烹饪妙招** ✂ 猕猴桃要后放，否则会破坏它里面的一些营养物质。

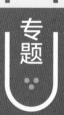

痛风患者的"红绿灯"食物

根据对病情影响程度的不同，以"红灯""黄灯""绿灯"等将日常食物加以区分。"红灯"要忌口，"黄灯"要少吃，"绿灯"放心吃。

固体食物

红灯 动物内脏

动物内脏嘌呤含量极高，可导致患者血尿酸水平突然升高，从而诱发痛风急性发作。此外，动物内脏中含有大量的胆固醇，经常进食可导致高胆固醇血症，因此痛风合并高胆固醇血症、心血管疾病的患者更应避免食用。

黄灯 红肉

猪肉、牛肉、羊肉、驴肉等被称为"红肉"。研究发现，红肉摄入过多会升高血尿酸水平，增加痛风的发病率。痛风患者伴有冠心病时更应限制红肉的摄入。

绿灯 蔬菜、蛋类

蔬菜中含有许多对人体健康有益的元素，如矿物质、维生素、膳食纤维等，因此鼓励痛风患者多吃蔬菜。

相比海鲜及肉类，蛋类中嘌呤含量有限，对血尿酸水平的影响较小，因此推荐优先选择蛋类作为动物蛋白的主要来源。

❥ 饮料类

红灯 啤酒、白酒	痛风的发病风险与酒精的摄入量成正相关。无论是一次性大量饮酒，还是长时间少量饮酒，都会导致尿酸升高，诱使痛风发作。所以，痛风患者在关节炎急性发作期，尤其是药物未完全控制的痛风患者和慢性痛风性关节炎患者应戒酒。
黄灯 碳酸饮料	碳酸饮料的主要成分为糖、色素、甜味剂等。研究发现，痛风患者会因长期喝碳酸饮料诱使痛风急性发作。因此，痛风患者饮用碳酸饮料时应注意选用不含糖或含糖量较低的品种，同时建议不要长期大量饮用碳酸饮料。
绿灯 黑咖啡、茶、牛奶	黑咖啡有利尿作用，有助于排尿酸。另外，黑咖啡中的多酚物质有利于降嘌呤，但大量饮用可导致血钙丢失，增加骨折的风险。 目前尚未发现饮茶与痛风有不良相关性，因此，痛风患者可根据自己的喜好选择是否饮茶。饮茶宜饮淡茶，不要饮浓茶。 牛奶中嘌呤含量低，适量饮用有助于减少痛风发作，痛风患者可以常饮。

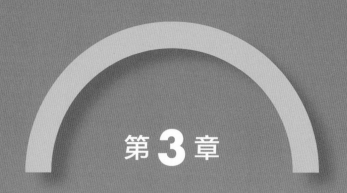

第 **3** 章

给全家人的早餐：
早餐要"好"，
营养全、易吸收，降尿酸

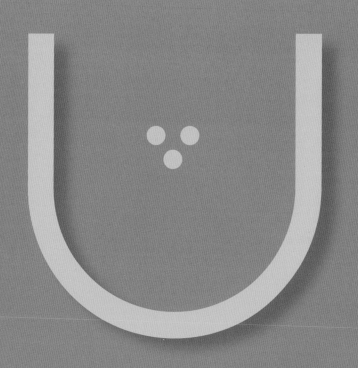

全家早餐，多样化，营养全面，代谢掉更多夜间堆积的尿酸

每天规律吃早餐，尿酸堆积风险下降 36%

尿酸的代谢与体内能量的摄入有较大关系，不吃早餐可能会因能量不足而使脂肪参与代谢，会引起尿酸的代谢紊乱，从而导致尿酸升高。此外，一晚上的食物消化和能量代谢产生的尿酸如果没有及时排出体外，堆积在肾脏，还会造成肾脏损伤。

健康早餐的三大黄金元素

痛风与代谢关系密切，早餐吃不对或不吃（如：没有补充蛋白质或者夜间身体流失的水分），会降低人体新陈代谢，还有可能增加尿酸结晶。

如大米、玉米面、面条、通心粉、苏打饼干等谷类制品，能为机体补充热量，满足日常活动需要。但应避免进食过多而引起肥胖。

如鸡蛋、牛奶等，鸡蛋和牛奶是低嘌呤食物，不易引起血尿酸水平升高，是尿酸高的患者补充蛋白质的理想食物。

碳水化合物　高蛋白食物

健康早餐的三大黄金元素

蔬果

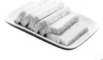

如青菜、黄瓜、番茄、苹果、猕猴桃、橘子等蔬果，能使尿液保持碱性，以增加尿酸排泄，避免结石形成。

中青年人怎样吃早餐

中青年人降尿酸早餐好搭档

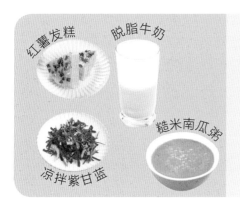

红薯发糕　脱脂牛奶　糙米南瓜粥　凉拌紫甘蓝

营养师支招

早餐不妨适当食用一些粗粮、红薯等。因为红薯含有丰富的膳食纤维、钾、维生素C，能降低血脂，同时增加饱腹感，且可防止尿酸升高。另外粗粮中的膳食纤维能改善痛风患者的代谢功能。

中青年人精选早餐食谱

红薯发糕 （主食）

材料 红薯、面粉各150克，红枣6枚，酵母少许，葡萄干适量。

做法

1 红薯洗净，去皮切块，蒸熟，捣成泥，放凉；红枣洗净，去核，切碎；酵母用温水化开并调匀；葡萄干洗净。

2 红薯泥中加入面粉，倒入酵母水、适量清水揉成面团，放置发酵。

3 面团发至2倍大时，加红枣碎、葡萄干，上锅蒸30分钟，放凉后切块即可。

烹饪妙招 面粉和红薯泥的比例为1:1。

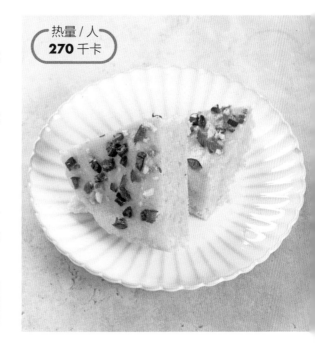

热量 / 人
270 千卡

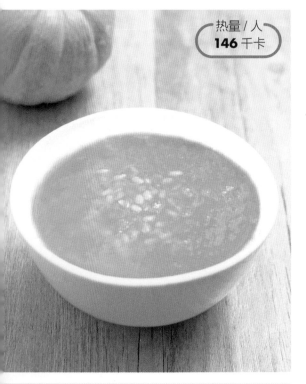

热量/人
146 千卡

糙米南瓜粥 （主食）

材料　糙米100克，南瓜150克，干百合15克。

做法

1 干百合泡软，洗净；南瓜去皮去子，洗净，切块；糙米洗净，浸泡4小时。

2 锅内加适量清水烧开，加入糙米，大火煮开，15分钟后加入南瓜块，转小火熬煮至粥快熟时加百合，煮5分钟即可。

烹饪妙招 在煮糙米的同时可以处理南瓜，将南瓜去皮后切成小块。因为南瓜很容易煮熟，所以在关火前15分钟放入南瓜即可。

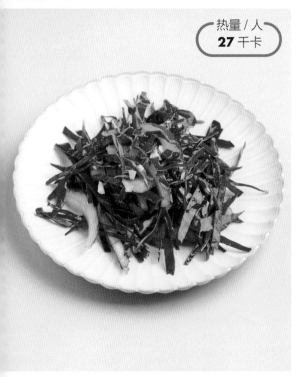

热量/人
27 千卡

凉拌紫甘蓝 （凉菜）

材料　紫甘蓝150克，洋葱90克。
调料　蒜末6克，盐2克，花椒油、胡椒粉各1克。

做法

1 紫甘蓝洗净，切丝；洋葱去老皮，洗净，切丝。

2 把蒜末、胡椒粉、盐、花椒油搅拌均匀制成调味汁，均匀地浇在切好的菜丝上，拌匀即可。

烹饪妙招 如果紫甘蓝拿在手上感觉比较沉，说明紫甘蓝的水分比较足，结构紧凑，吃起来的口感会更好。而劣质的紫甘蓝拿手上感觉比较轻，吃起来水分不足，口感较差。

胡萝卜枸杞子汁 (饮品)

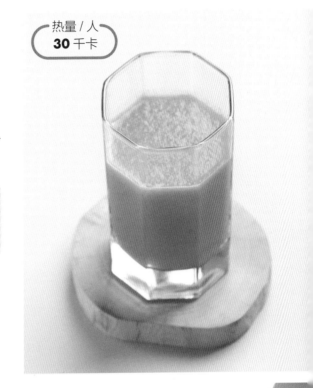

材料 胡萝卜200克,枸杞子10克。

做法

1 胡萝卜洗净,切丁;枸杞子洗净,泡5分钟。

2 将上述材料和适量饮用水一起放入果汁机中搅打,打好后调匀即可。

> (烹饪妙招🍴) 如果想果汁喝起来口感细腻,可以榨完汁过滤一下渣滓(渣滓可做面包馅)。

黄瓜腰果炒牛肉 (热菜)

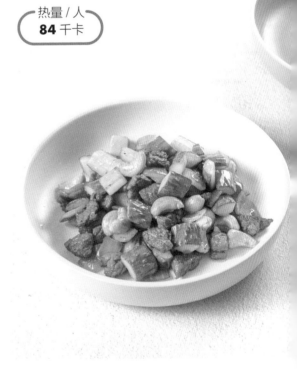

材料 黄瓜、牛肉各100克,腰果20克,洋葱30克。

调料 米酒、酱油、姜汁、蒜末各适量,盐1克。

做法

1 牛肉洗净,切丁,用米酒、酱油、姜汁抓匀,腌渍30分钟;黄瓜、洋葱洗净,切丁。

2 锅内倒油烧热,炒香蒜末,放入牛肉丁翻炒,放入洋葱丁、黄瓜丁煸炒,倒入腰果,加盐调味即可。

> (烹饪妙招🍴) 牛肉不要焯水,切小块后,拍碎一粒蒜加进去,再加点米酒、糖、酱油抓揉均匀后腌渍,这样牛肉就会鲜嫩爽滑。

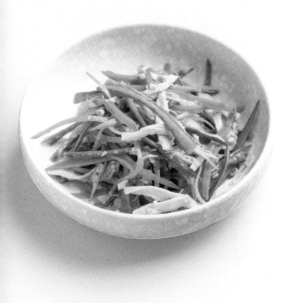

荷兰豆拌鸡丝 （凉菜）

材料 鸡胸肉、荷兰豆各 150 克。

调料 蒜蓉、盐、橄榄油各少许。

做法

1 鸡胸肉洗净，煮熟冷却，撕成细丝；荷兰豆洗净，放入沸水中焯熟，切丝备用。

2 将鸡丝、荷兰豆丝放入盘中，加入蒜蓉、盐、橄榄油拌匀即可。

> 烹饪妙招 🍴 鸡胸肉吃起来柴柴的，但将它用手撕成细丝后，柴柴的口感就会消失，并且一条条的纹理还能够挂住调味料，从之前的寡淡无味变得咸香美味。

芹菜拌腐竹 （凉菜）

材料 水发腐竹200克，芹菜100克，胡萝卜50克，熟白芝麻少许。

调料 盐 1 克，香油适量。

做法

1 水发腐竹洗净，切段；芹菜洗净，切段；胡萝卜洗净，切丁。

2 将水发腐竹段、芹菜段、胡萝卜丁依次焯水后放盘中，加入熟白芝麻、盐拌匀，淋上香油即可。

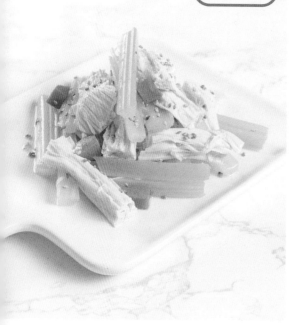

> 烹饪妙招 🍴 焯腐竹的时候一定不要超过 1 分钟，不然腐竹容易烂。芹菜和胡萝卜也不要超过 1 分钟，以免太软而影响口感。

老年人怎样吃早餐

老年人降尿酸早餐好搭档

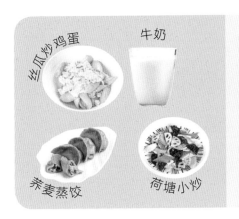

丝瓜炒鸡蛋　牛奶
荞麦蒸饺　荷塘小炒

营养师支招

早餐对于老年高尿酸血症患者来说非常重要，他们应该选择健康的食物，避免食用高嘌呤的食物，同时保持足够的水分摄入，多吃富含维生素 C 的食物，并控制盐的摄入量。这样可以帮助老年高尿酸血症患者控制尿酸水平，减少痛风发作。

老年人精选早餐食谱

荞麦蒸饺　主食

材料　荞麦粉 150 克，韭菜 200 克，虾仁 100 克，鸡蛋 2 个。

调料　姜末适量，盐、香油各 2 克。

做法

1 韭菜洗净，切末；虾仁洗净，去虾线，切小丁；鸡蛋打散，炒熟盛出。

2 将韭菜末、虾仁丁、鸡蛋、姜末放入盆中，加盐、香油拌匀制成馅。

3 荞麦粉加适量开水和成面团，下剂，擀成饺子皮，包入馅，做成饺子生坯，送入烧沸的蒸锅中大火蒸 20 分钟即可。

热量/人
257 千卡

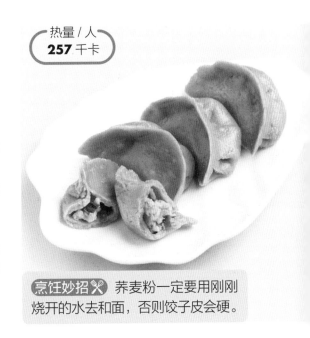

烹饪妙招 荞麦粉一定要用刚刚烧开的水去和面，否则饺子皮会硬。

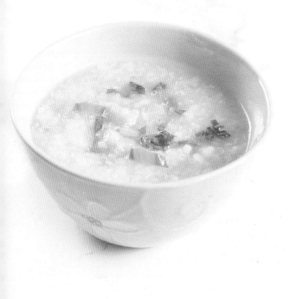

热量/人
146 千卡

藜麦蔬菜粥 （主食）

材料 大米60克，藜麦、胡萝卜、油菜、玉米粒、山药各40克。

做法

1 大米、藜麦分别洗净，浸泡5小时；胡萝卜洗净，切丁；油菜洗净，切碎；玉米粒洗净；山药去皮，洗净，切丁。

2 锅内倒入适量清水烧开，放入藜麦、大米大火煮开，再放入胡萝卜丁、玉米粒、山药丁、油菜碎煮熟即可。

烹饪妙招 藜麦和大米建议提前浸泡4小时以上再煮，这样不仅可以节省熬煮时间，也能使口感更加软糯。

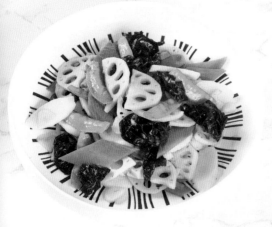

热量/人
44 千卡

荷塘小炒 （热菜）

材料 水发木耳、胡萝卜、山药、荷兰豆各60克，莲藕100克。

调料 蒜片3克，盐1克。

做法

1 水发木耳洗净，撕小朵；胡萝卜去皮，洗净，切菱形片；山药去皮，洗净，切薄片；荷兰豆去老筋，洗净；莲藕去皮，洗净，横向一切为二，切薄片。所有材料分别焯水，捞出。

2 锅内倒油烧热，爆香蒜片，放入所有材料，翻炒3分钟至熟，加盐调味即可。

烹饪妙招 几种主要蔬菜经过焯水，既可以保持颜色，也能减少炒菜的时间，味道更佳。

丝瓜炒鸡蛋 （热菜）

材料 丝瓜 200 克，鸡蛋 3 个。
调料 盐 1 克。

做法

1 丝瓜去皮，洗净，切滚刀块；鸡蛋打散。
2 锅内倒油烧至六成热，倒入鸡蛋液，炒成鸡蛋块，盛出。
3 锅留底油，放入丝瓜块翻炒，加少许水，炒至丝瓜块成透明状，倒入鸡蛋块，加盐翻炒均匀即可。

> **烹饪妙招** 用手捏一下丝瓜，如果有弹性且结实，一般是新鲜的。如果丝瓜过硬可能会很苦，口味不佳。

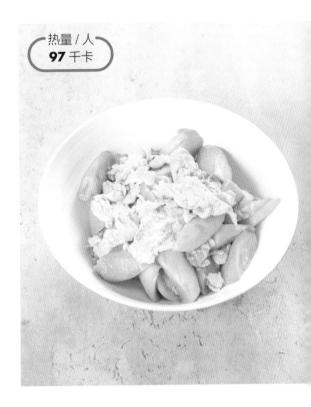

热量 / 人
97 千卡

五香酱牛肉 （凉菜）

材料 牛肉 500 克。
调料 姜片、蒜片、葱段、盐、料酒、老抽、花椒、香叶、大料、白芷、丁香、葱花各适量。

做法

1 牛肉洗净，扎小孔，以便腌渍入味，放姜片、蒜片、葱段、盐、料酒，抓匀后腌渍 2 小时。
2 锅内倒油烧热，放老抽炒匀，加适量清水，放牛肉，倒入腌渍牛肉的汁，大火煮开，撇去浮沫，加入花椒、香叶、大料、白芷、丁香，中小火煮至牛肉用筷子能顺利扎透即可关火。
3 煮好的牛肉继续留在锅内自然凉凉，捞出沥干，切片，点缀葱花即可。

热量 / 人
266 千卡

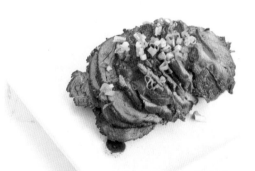

> **烹饪妙招** ①煮肉中途需要添加水时要加开水。②如果需要加盐，一定要等最后再加，不要过早放盐，炖肉过早放盐会让肉质发硬，不容易软烂。

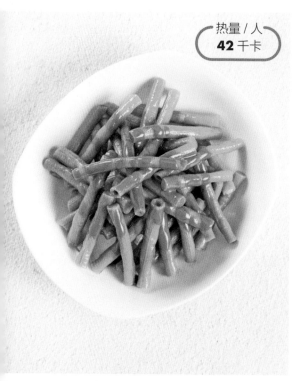

热量/人
42 千卡

麻酱豇豆 (凉菜)

材料 豇豆 200 克，芝麻酱 10 克。
调料 盐 1 克。
做法

1 豇豆去老筋，洗净，切寸段，放入沸水中煮 10 分钟，捞出过凉沥干，放在碗中。

2 在芝麻酱中加少许饮用水、盐调匀，淋在豇豆上拌匀即可。

> **烹饪妙招** 焯熟的豇豆过凉，可以使口感更脆爽。

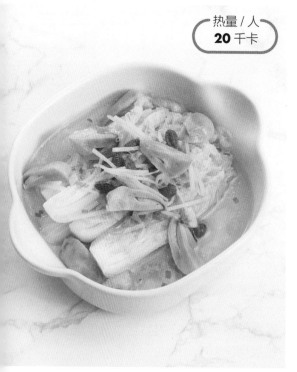

热量/人
20 千卡

上汤娃娃菜 (热菜)

材料 娃娃菜 300 克，草菇 30 克，枸杞子 5 克。
调料 葱花、姜丝各适量，盐少许。
做法

1 娃娃菜去老帮，对半切开，一片片洗净后焯熟，盛出；草菇洗净，切小块；枸杞子洗净。

2 锅内倒油烧热，放葱花和姜丝煸出香味，加清水煮开，下草菇块煮 10 分钟，加盐调味，将其倒在娃娃菜上，点缀枸杞子即可。

> **烹饪妙招** 选择购买娃娃菜的时候，一定要选手感紧实的，如果捏起来松垮垮的，有可能是用大白菜芯冒充的。

儿童怎样吃早餐

儿童降尿酸早餐好搭档

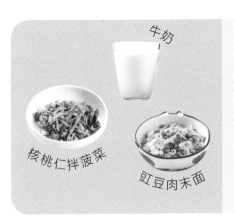

牛奶

核桃仁拌菠菜

豇豆肉末面

儿童精选早餐食谱

豇豆肉末面 （主食）

材料 猪瘦肉、面条各 150 克，鸡蛋 2 个，豇豆 100 克。

调料 盐适量。

做法

1 猪瘦肉洗净，切末；鸡蛋打散，炒熟后盛出；豇豆洗净，沸水焯熟后切丁。

2 锅内倒油烧热，下肉末翻炒至变色，放入豇豆丁和鸡蛋翻炒片刻，加适量清水煮 3 分钟，加盐调味，即为肉酱。

3 将面条煮软后盛出，加适量肉酱拌匀即可。

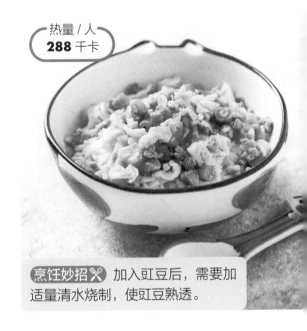

热量 / 人
288 千卡

烹饪妙招 🍴 加入豇豆后，需要加适量清水烧制，使豇豆熟透。

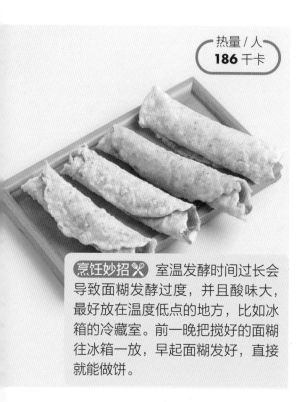

香蕉燕麦卷饼 （主食）

材料 香蕉100克，面粉50克，原味燕麦片40克，杏仁粉5克，去核红枣3枚，酵母粉适量。

做法

1 香蕉去皮，切碎；红枣切碎，放入料理机中，加适量饮用水打成泥。

2 将燕麦片、杏仁粉、面粉、香蕉碎、酵母粉和适量饮用水搅匀成面糊，醒发至2倍大。

3 将面糊分成若干小份，在平底锅中倒入面糊，摊开，小火煎至两面熟透即为饼皮。

4 将红枣泥均匀涂在饼皮上，卷起来即可。

烹饪妙招 室温发酵时间过长会导致面糊发酵过度，并且酸味大，最好放在温度低点的地方，比如冰箱的冷藏室。前一晚把搅好的面糊往冰箱一放，早起面糊发好，直接就能做饼。

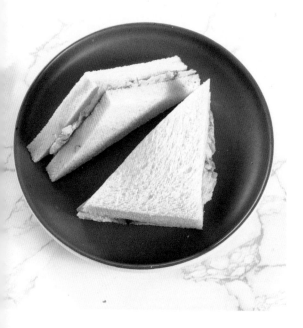

蔬菜蛋饼三明治 （主食）

材料 吐司4片，鸡蛋2个，柿子椒60克，番茄160克。

调料 葱花3克。

做法

1 柿子椒洗净，去蒂及子，切丁；番茄洗净，去皮，切丁。

2 将鸡蛋打散，加入柿子椒丁、番茄丁、葱花搅拌均匀成混合鸡蛋液。

3 平底锅倒油烧热，倒入混合鸡蛋液煎成蛋饼，依照吐司的大小切成方形。

4 将吐司切去四边，蛋饼夹在中间，对角切开即可。

蒜蓉蒸虾 （热菜）

材料　大虾150克。

调料　葱花、蒜末、姜片各5克，料酒、蒸鱼豉油各4克。

做法

1. 将虾切开虾背，去虾线，加料酒、姜片腌渍10分钟。
2. 上锅蒸5分钟。
3. 锅内倒油烧热，放入蒸鱼豉油、蒜末炒香，浇在虾上，撒上葱花即可。

> **烹饪妙招** 虾是很容易煮熟的食材，千万不能蒸太久，否则虾肉会老，吃起来口感就不好了。

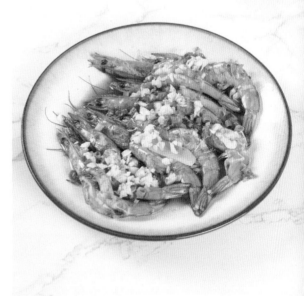

热量/人
45 千卡

金针牛肉 （热菜）

材料　牛瘦肉400克，金针菇150克，红彩椒15克。

调料　水淀粉10克，淀粉5克，盐2克。

做法

1. 牛瘦肉洗净，切薄片，用淀粉、盐拌匀；金针菇洗净，去根，焯水，过凉；红彩椒洗净，切碎。
2. 锅置火上，倒油烧至六成热，爆香红彩椒碎。
3. 加入水、牛瘦肉片和金针菇，炒至将熟，调入盐，用水淀粉勾芡即可。

> **烹饪妙招** 金针菇过凉是为了让其口感更爽脆。

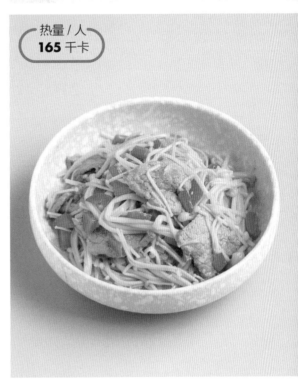

热量/人
165 千卡

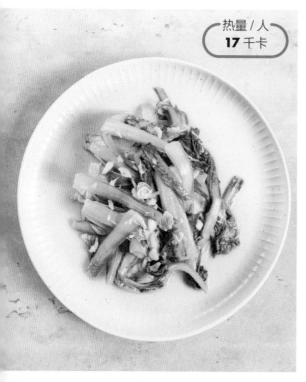

热量/人
17 千卡

虾皮小白菜 （热菜）

材料 小白菜 300 克，虾皮 5 克。
调料 蒜末 5 克，盐 2 克。
做法

1 小白菜洗净，切段。
2 锅中烧水，放少许盐，水开后放小白菜焯水，捞出沥干。
3 另起锅，锅内倒油烧热，煸香虾皮、蒜末，放入小白菜段爆炒，加盐调味即可。

（烹饪妙招）小白菜焯水后再炒，可缩短烹饪时间，以保持小白菜的脆嫩口感。

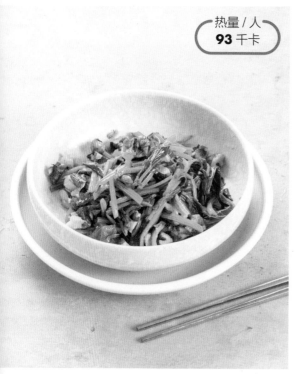

热量/人
93 千卡

核桃仁拌菠菜 （凉菜）

材料 菠菜 300 克，核桃仁 30 克。
调料 香油、醋各 3 克，盐 1 克。
做法

1 菠菜洗净，放入沸水中焯一下，捞出沥干，切段。
2 锅置火上，小火煸炒核桃仁至微黄，取出压碎。
3 将菠菜段和核桃碎放入盘中，加入盐、醋搅拌均匀，淋上香油即可。

（烹饪妙招）核桃仁也可放进烤箱中层，160℃上下火烤约 5 分钟取出。烤过的核桃仁口感香脆，特别好吃。

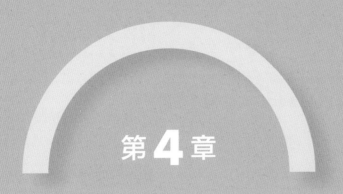

第 **4** 章

给全家人的午餐：
午餐要"饱"，
热量足、抗饿又促代谢

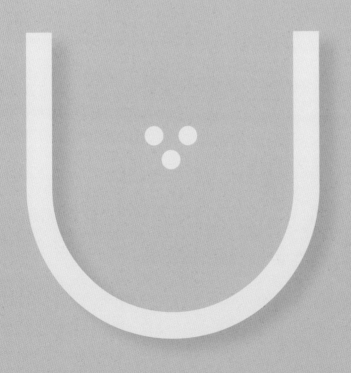

全家午餐，合理搭配，促进尿酸代谢

午餐要吃好吃饱，营养摄入充分

午餐在一日三餐中起着承上启下的作用——既要补充上午的热量消耗，帮助恢复体力，又要为下午提供足够的热量和营养。午餐为全天提供的热量和营养素是最多的，一般要占到 35%~40%。因此，午餐不仅要吃，还要吃好吃饱，才能让身体各系统高效运行。

若是轻体力劳动的工作群体，在选择午餐时，可选一些茎叶类蔬菜、少许豆制品作为午餐的搭配。痛风缓解期的患者可以在午餐时食用适量肉类或低嘌呤海产品，下午可以通过饮水和适量活动等方式促进尿酸的排泄。

专家答疑 家庭控尿酸高频问题

午餐后怎样运动好？

如果时间允许，午餐可以选择步行前往距离较远的餐厅用餐，这样不但可以让眼睛得到休息，还可以增加走路的机会，增加热量消耗，预防肥胖。一般来说，步行 15 分钟就能消耗一两米饭的热量。

如何安排好午餐

建议安排在 11:30~13:30，用时一般在 30 分钟内为宜。

营养午餐得讲究"123"的比例，即食物分量的分配：1/6 是主食（可选粗粮饭），2/6 是肉、鱼、蛋类，3/6 是蔬菜。

午餐吃 3 种以上蔬菜，可选冬瓜、黄瓜、番茄、莴笋等富含水分、热量很低、有利尿作用的蔬菜。

尽量多白肉少红肉，有利于控制体重和血脂。午餐吃的肉可选择鸡胸肉等精瘦肉，总量不超过一个鸡蛋大小。鱼虾含优质蛋白质，但是嘌呤含量高，可以控制食用次数和每次的食用量。

健康午餐的四大黄金元素

午餐应注意荤素搭配，多吃一些含水分且热量较低的蔬果，能起到利尿消肿的作用，同时要摄入适量的肉类、奶类、蛋类等，以保证身体的营养需求。

午餐摄入充足的蛋白质，不但可以补充营养，缓解上午工作的疲劳，还能让下午精神饱满。蛋白质要选择优质蛋白质，比如牛瘦肉、猪瘦肉、去皮禽肉、鱼、蛋等，不仅有利于控制体重和血脂，还能提供不饱和脂肪酸。

午餐的碳水化合物要足量，才能提供脑力劳动所需要的葡萄糖。粗粮富含碳水化合物，可为身体提供主要热量，且含有更多有益健康的膳食纤维、微量元素等。在选择时可选淀粉含量高的谷类，为了延长饱腹感、平稳餐后血糖，最好减少精白米面的量，加点粗粮、薯类等。

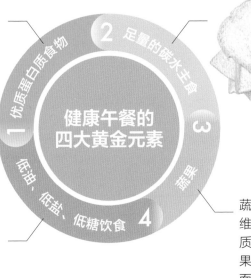

健康午餐的四大黄金元素

1 优质蛋白质食物
2 足量的碳水主食
3 蔬果
4 低油、低盐、低糖饮食

油、盐、糖多的食物对身体健康不利，特别是高盐会阻碍尿酸排泄。因此，午餐如果经常在外食用，点菜的时候要尽量点少油烹饪的菜，比如凉拌、蒸、煮、汆。午餐不要吃得太咸，以免增加肾脏负担，还容易引发高血压等疾患。一些口味偏甜的菜品如糖醋里脊，既含糖又含盐，要格外警惕，应限量食用。

蔬果中含有膳食纤维、维生素和矿物质。午餐多吃蔬果可以使营养更全面，有利于促进尿酸排出和降血脂、降血压等。

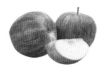

中青年人怎么吃午餐

中青年人降尿酸午餐好搭档

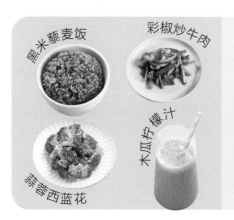

黑米藜麦饭　彩椒炒牛肉　木瓜柠檬汁　蒜蓉西蓝花

营养师支招

对于中青年人来说，午餐既要缓解上午的学习和工作疲劳，还要补充足够的热量以备下午所需，所以蛋白质类食物必不可少，比如牛瘦肉、猪瘦肉、鱼等，可为身体提供优质蛋白质和必需脂肪酸。蔬果是膳食纤维和维生素的宝库，也不能少。

中青年人精选午餐食谱

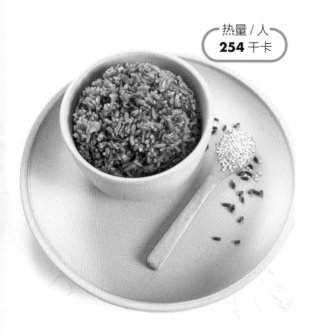

热量/人
254 千卡

黑米藜麦饭　主食

材料　黑米、藜麦各40克，大米140克。

做法

1　黑米、藜麦、大米分别洗净，黑米、藜麦浸泡4小时。

2　将黑米、藜麦、大米放入电饭锅内，加入适量水，按下"煮饭"键，煮熟即可。

烹饪妙招　水的用量跟平时蒸米饭保持同样的比例即可，喜欢更软一些的，可以酌情多加一些水。

彩椒炒牛肉 (热菜)

材料 牛肉300克，柿子椒100克，红彩椒50克。

调料 蒜片3克，盐1克。

做法

1 牛肉洗净，切片；柿子椒、红彩椒洗净，切条。

2 锅内倒油烧热，放入蒜片爆香，放入牛肉片炒至变色，加入柿子椒条、红彩椒条翻炒至熟，加盐调味即可。

(烹饪妙招) 牛肉在切片时可以注意肌肉纤维的方向，切断肉的纤维可以让肉片口感更嫩。

热量/人
124 千卡

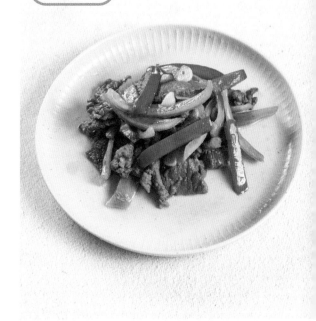

蒜蓉西蓝花 (热菜)

材料 西蓝花300克，蒜20克。

调料 盐适量。

做法

1 西蓝花洗净，掰成小朵，焯水后沥干。

2 蒜去皮，洗净，剁为蓉。

3 锅置火上，放油烧热，下蒜蓉爆香。

4 放入焯好的西蓝花炒至变软，加盐调味即可。

(烹饪妙招) 西蓝花焯水时，放入一小勺盐，颜色会更好看。

热量/人
36 千卡

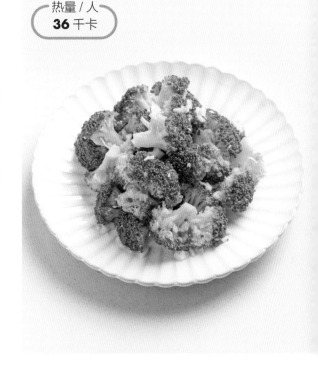

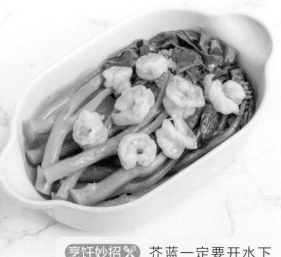

热量/人
55 千卡

白灼芥蓝虾仁 （热菜）

材料 芥蓝 400 克，虾仁 100 克。

调料 酱油、白糖、盐、水淀粉各适量，香油少许。

做法

1. 芥蓝洗净；虾仁洗净，用盐、水淀粉抓匀，腌渍 10 分钟。
2. 锅置火上，倒入清水煮沸，将芥蓝焯至断生后捞出。
3. 锅内倒油，烧至六成热，下虾仁滑散后盛出，摆放在焯好的芥蓝上。
4. 将酱油、白糖、盐、香油调成白灼汁，倒在虾仁和芥蓝上即可。

烹饪妙招 芥蓝一定要开水下锅，开锅后略煮 2~3 分钟即可，不然会失去清爽口感。

热量/人
96 千卡

茼蒿烧豆腐 （热菜）

材料 茼蒿 150 克，豆腐 300 克。

调料 葱花 5 克，盐、水淀粉各适量。

做法

1. 茼蒿择洗干净，切末；豆腐洗净，切丁。
2. 炒锅置火上，倒入植物油烧至七成热，放葱花炒香，放入豆腐丁翻炒均匀。
3. 锅中加适量清水，烧沸后转小火，倒入茼蒿末翻炒 2 分钟，用盐调味，用水淀粉勾芡即可。

烹饪妙招 茼蒿中含具有特殊香味的挥发油，遇热易挥发，烹调时应大火快炒，以保留更多营养。

韭菜拌豆芽 （凉菜）

热量 / 人
23 千卡

材料 绿豆芽 200 克，韭菜 150 克。
调料 姜末、生抽、醋、盐各适量。
做法

1 绿豆芽洗净，掐头、掐尾；韭菜择洗干净，切段。

2 将韭菜段、绿豆芽焯熟，捞出沥干，放入盐、姜末、生抽、醋拌匀即可。

烹饪妙招 焯豆芽和韭菜时，水开后放入，烫1~2分钟立即捞出，可使这道菜保留住口感上的脆爽。

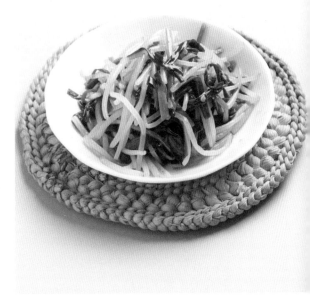

木瓜柠檬汁 （饮品）

热量 / 人
34 千卡

材料 木瓜 300 克，柠檬 30 克。
做法

1 木瓜、柠檬分别洗净，去皮除子，切小块。

2 将备好的食材一同放入榨汁机中，加水搅打成汁后倒入杯中即可。

烹饪妙招 柠檬汁也可挤到木瓜中，或用勺子在柠檬中挖出果肉榨汁。因为直接打出来都是果肉，会很浓稠，可以稍微加一点凉白开，避免口感太酸。

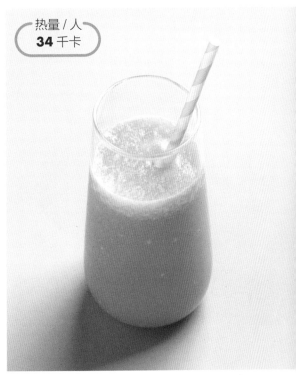

老年人怎么吃午餐

老年人降尿酸午餐好搭档

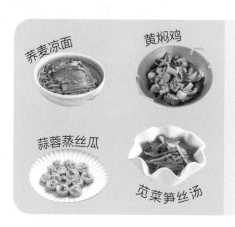

荞麦凉面 　黄焖鸡

蒜蓉蒸丝瓜

苋菜笋丝汤

营养师支招

老年人午餐要吃得清淡一些，荤素搭配，以素为主，高热量、高脂肪、高糖的食物要少吃，如地三鲜、蛋挞、汉堡等，否则可能导致血脂异常、肥胖等。此外，老年人要特别注意钙的吸收补充，多饮水，促进机体的新陈代谢。

老年人精选午餐食谱

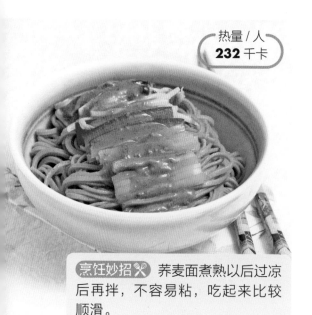

热量/人
232 千卡

烹饪妙招 荞麦面煮熟以后过凉后再拌，不容易粘，吃起来比较顺滑。

荞麦凉面 （主食）

材料　荞麦面条 200 克，柿子椒、红彩椒、黄彩椒、鲜香菇、绿豆芽各 30 克。

调料　芝麻酱 5 克，生抽、盐、香油、蒜泥各适量。

做法

1 所有蔬菜洗净，将除绿豆芽外的其他食材切丝，香菇丝和绿豆芽焯水；将荞麦面条煮熟，过凉。

2 将芝麻酱盛入容器内，加入生抽、蒜泥、香油、盐及少许水搅拌均匀制成麻酱汁。

3 将面条放入碗中，倒入蔬菜，浇上调好的麻酱汁即可。

黄焖鸡 （热菜）

材料 鸡腿肉 150 克，鲜香菇 50 克，柿子椒、洋葱各 100 克。

调料 料酒、姜片、生抽、老抽、冰糖各 5 克，盐 1 克。

做法

1 鸡腿肉洗净，切块焯水；鲜香菇洗净，切块；柿子椒洗净，去蒂及子，切块；洋葱洗净，切丝。

2 锅内倒油烧热，放入冰糖炒至焦糖色。

3 加入鸡腿块翻炒至上色，加料酒、姜片、生抽、老抽，倒入香菇块、洋葱丝炒匀。

4 加适量清水没过食材，大火烧开，转小火焖 20 分钟，放入柿子椒块略炒，加盐调味即可。

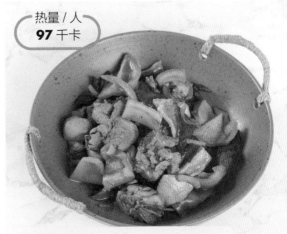

热量 / 人
97 千卡

烹饪妙招 想要让黄焖鸡好吃，在炒鸡肉之前，最好先用油煎少许的姜片，等姜片被煎成两面金黄，底油有香味之后放入鸡肉，炒一段时间，给它上色之后再焖，这样吃起来会更加美味。

木耳熘鱼片 （热菜）

材料 草鱼肉片 300 克，黄瓜片、胡萝卜片、水发木耳各 100 克，鸡蛋清 30 克。

调料 葱丝、姜丝、蒜末各少许，料酒、盐各适量。

做法

1 草鱼肉片用鸡蛋清上浆；水发木耳焯水；将葱丝、姜丝、蒜末、料酒调成汁。

2 锅热放油，放入胡萝卜片、木耳、盐、适量清水，烧开后，倒入鱼肉片、黄瓜片翻炒熟，倒入调味汁炒匀即可。

烹饪妙招 切鱼要用刀从尾部顺着鱼骨向鱼头方向推过去，剔除鱼骨后斜着切片，熘炒时不易碎。

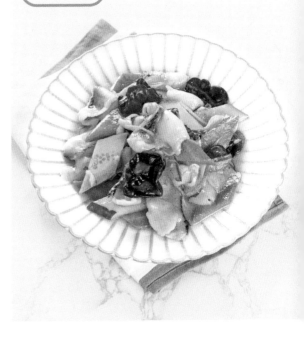

热量 / 人
144 千卡

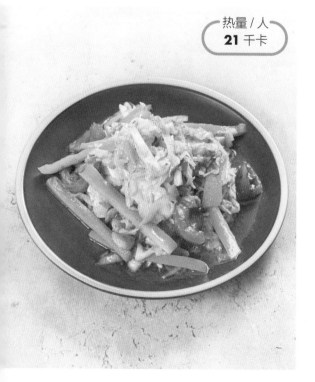

圆白菜炒番茄 (热菜)

材料 圆白菜150克，番茄100克，柿子椒60克。

调料 蒜片5克，十三香、盐、醋各2克。

做法

1 圆白菜洗净，切丝；番茄洗净，切块；柿子椒洗净，去蒂及子，切条。

2 锅内倒油烧热，放入蒜片炒香，再放入圆白菜丝、番茄块、柿子椒条翻炒至熟，加盐、十三香、醋调味即可。

烹饪妙招 炒圆白菜时放点醋，能让菜更清脆，提升口感，还可以刺激胃酸分泌，帮助开胃消食，还有助于钙的吸收。

蒜蓉蒸丝瓜 (热菜)

材料 丝瓜300克，蒜蓉30克。

调料 葱花、盐各适量。

做法

1 丝瓜洗净，削皮，切段，顶端中间挖浅坑。

2 锅中烧油，下蒜蓉煸炒，加盐炒香后盛出。

3 将炒好的蒜蓉放到丝瓜的浅坑里，把丝瓜盅放入盘中，沸水下锅，隔水蒸6分钟后取出，撒上葱花即可。

烹饪妙招 蒸制的时间不要过久，否则丝瓜会太软，难以直立定型。

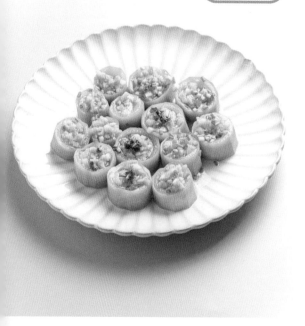

柿子椒炒肉丝 （热菜）

材料 猪瘦肉 150 克，柿子椒 200 克。

调料 酱油、淀粉、料酒、豆瓣酱、盐各适量。

做法

1 猪瘦肉洗净，切丝，加入盐、淀粉拌匀；柿子椒洗净，切丝。

2 锅内加油烧至八成热，加入豆瓣酱，炒香后加入肉丝，肉丝断生后加入料酒和酱油翻炒均匀，加入柿子椒丝翻炒片刻即可。

（烹饪妙招）猪肉烹饪前最好先焯一下，可减少 30%~50% 的脂肪，胆固醇含量也大大降低。

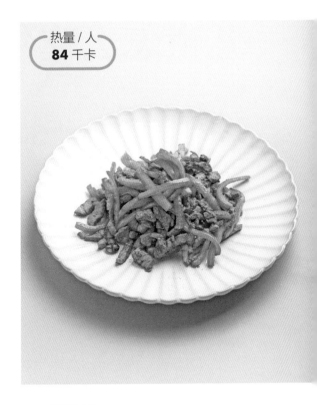

热量/人
84 千卡

苋菜笋丝汤 （汤羹）

材料 苋菜 150 克，冬笋 100 克，胡萝卜、鲜香菇各 50 克。

调料 盐 2 克，蘑菇高汤、姜末、料酒各适量。

做法

1 苋菜去根洗净，焯水；冬笋去老皮，洗净，切丝，煮熟；香菇洗净去蒂，切片，焯水；胡萝卜洗净，切丝。

2 锅内放油烧至六成热，煸香姜末，放入胡萝卜丝煸熟，烹入料酒，倒入适量蘑菇高汤，大火煮沸后放入冬笋丝、香菇片煮 3 分钟，放入苋菜煮熟，加入盐即可。

（烹饪妙招）叶菜中的维生素 C 怕高温，烹调时不宜煮太久，避免营养流失。

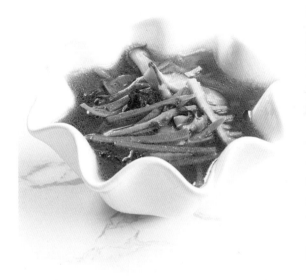

热量/人
41 千卡

儿童怎么吃午餐

儿童降尿酸午餐好搭档

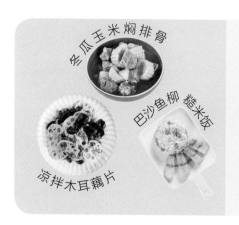

丝瓜玉米焖排骨

巴沙鱼柳 糙米饭

凉拌木耳藕片

营养师支招

对儿童来说，午餐需要补充一上午活动所消耗的热量，并为下午的学习储备热量。家长可多提供一些牛奶、鸡蛋、瘦肉、鱼等食物，这类食物富含优质蛋白质，能为儿童生长发育提供必需物质。此外，还要让儿童多吃一些蔬果，补充膳食纤维、维生素等营养素。

儿童精选午餐食谱

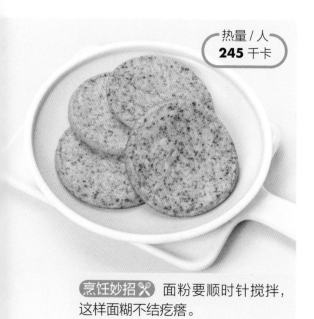

热量/人
245 千卡

烹饪妙招 面粉要顺时针搅拌，这样面糊不结疙瘩。

西蓝花鸡蛋饼 （主食）

材料 鸡蛋2个，西蓝花100克，面粉150克，酵母少许。

调料 盐、胡椒粉各适量。

做法

1 西蓝花洗净，焯水，切碎；鸡蛋打散备用；酵母用温水化开。

2 面粉中倒入鸡蛋液，加入西蓝花碎、酵母水，顺时针搅匀成面糊，加入少量盐和胡椒粉搅匀。

3 平底锅加热刷油，倒入面糊铺平，大概2分钟凝固后翻面，待饼膨起即可。

巴沙鱼柳糙米饭 （主食）

材料 大米、糙米、巴沙鱼柳、玉米粒各100克，豌豆、胡萝卜各30克。

调料 盐1克，橄榄油3克，料酒、黑胡椒粉各适量。

做法

1 大米、糙米洗净，清水浸泡1小时；胡萝卜洗净，切丁；巴沙鱼柳室温解冻，切成宽2厘米的条。

2 切好的巴沙鱼柳条放入碗中，加料酒、黑胡椒粉、盐腌制20分钟。

3 大米、糙米与玉米粒、豌豆、胡萝卜丁一起煮熟摆盘。

4 起锅刷橄榄油，将腌制好的巴沙鱼柳条放入锅中，煎至两面金黄，盛出摆盘即可。

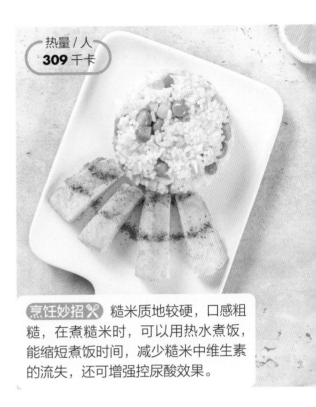

热量/人
309 千卡

烹饪妙招 糙米质地较硬，口感粗糙，在煮糙米时，可以用热水煮饭，能缩短煮饭时间，减少糙米中维生素的流失，还可增强控尿酸效果。

冬瓜玉米焖排骨 （热菜）

材料 猪排骨180克，冬瓜120克，玉米100克。

调料 盐1克，葱段、蒜片、姜片、生抽各适量。

做法

1 猪排骨洗净，切块；冬瓜去皮及子，洗净，切块；玉米洗净，切段。

2 锅内倒油烧热，爆香蒜片、姜片，倒入排骨块翻炒，加入冬瓜块、玉米段及适量热水烧开，加盖焖60分钟。

3 加盐、生抽搅匀，继续焖10分钟，放入葱段即可。

热量/人
119 千卡

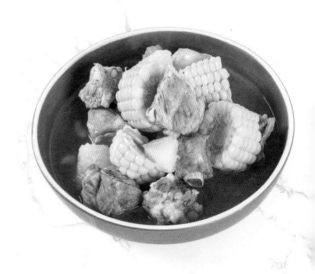

烹饪妙招 在烹饪时，如果想提高营养素的吸收率，可加少许醋。这样做排骨也更易熟。

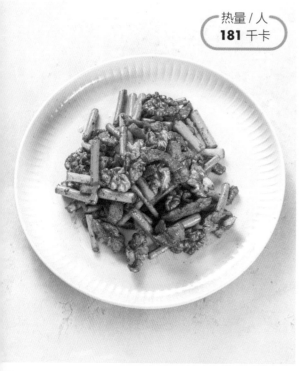

热量 / 人
181 千卡

核桃仁蒜薹炒肉丝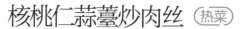

材料 蒜薹 200 克，猪瘦肉 150 克，核桃仁 30 克。

调料 盐、姜丝、酱油各适量。

做法

1 蒜薹洗净，切小段；猪瘦肉洗净，切丝。

2 锅内倒油烧热，炒香姜丝，倒入肉丝滑散。

3 再加入蒜薹段、酱油炒至变色，加核桃仁翻炒均匀，加盐调味即可。

烹饪妙招 猪瘦肉切丝时应在肉的纤维方向上进行斜切，这样炒出的肉丝既不会断，又容易嚼烂。

热量 / 人
58 千卡

番茄鲈鱼 (热菜)

材料 鲈鱼 150 克，番茄 100 克。

调料 葱段、姜片、蒜片、料酒各适量，番茄酱 10 克，盐 2 克。

做法

1 鲈鱼处理干净，取鱼肉，切薄片，加入料酒、盐、姜片腌渍 10 分钟；番茄洗净，去皮，切小丁。

2 锅内倒油烧热，爆香蒜片，下入番茄丁，大火翻炒至番茄丁出浓汁，下入番茄酱，加入适量开水。

3 大火煮开后，快速下入鱼片煮熟，加盐调味，撒葱段即可。

烹饪妙招 鲈鱼片切得不要太薄，否则鱼肉下锅容易烂。

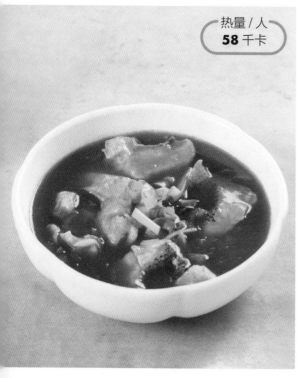

蒜香牛肉粒 （热菜）

材料 牛肉150克，红彩椒、黄彩椒各100克，蒜片10克。

调料 黑胡椒粉少许，盐2克。

做法

1 牛肉洗净，切丁，加黑胡椒粉、油腌渍半小时；红彩椒、黄彩椒洗净，去蒂及子，切丁。

2 锅内倒油烧热，将牛肉丁煎至七成熟，倒入蒜片、红彩椒丁、黄彩椒丁翻炒均匀，加盐调味即可。

（烹饪妙招）牛肉丁入锅后千万别煎炒太久，断生就可以了，否则容易导致口感变硬。

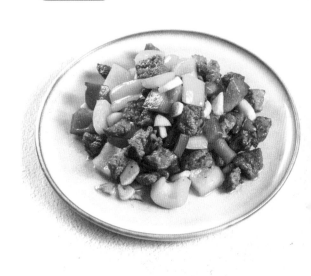

热量/人
84千卡

凉拌木耳藕片 （凉菜）

材料 水发木耳100克，莲藕50克，熟花生米20克。

调料 蒜末、香菜末各5克，生抽、醋、盐、香油各适量。

做法

1 水发木耳洗净，撕小朵，焯水捞出；莲藕去皮，洗净，切片，焯水，用凉水浸泡10分钟，控干。

2 将木耳、莲藕片、熟花生米放盘中，加入蒜末、生抽、醋、盐拌匀，撒上香菜末，淋上香油即可。

（烹饪妙招）莲藕切片后在水中浸泡一会儿，可以有效防止氧化变黑。

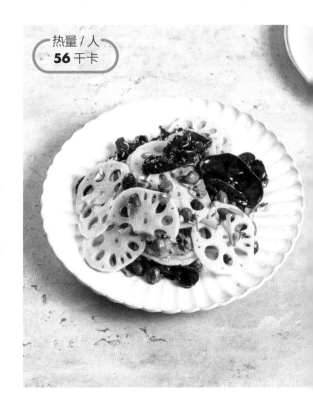

热量/人
56千卡

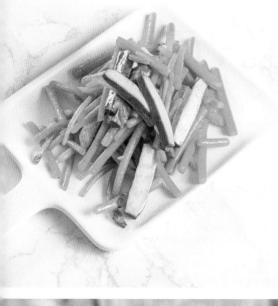

热量 / 人
87 千卡

蒿子秆炒豆干 （热菜）

材料 蒿子秆 250 克，豆腐干 100 克。
调料 蒜末 3 克，盐 1 克，香油适量。

做法

1 蒿子秆洗净，切段；豆腐干洗净，切条。

2 锅内倒油烧热，爆香蒜末，放入蒿子秆段炒软，再放入豆腐干条翻炒，加盐调味，淋上香油即可。

（烹饪妙招）蒿子秆翻炒时间不宜过长，否则维生素易流失。

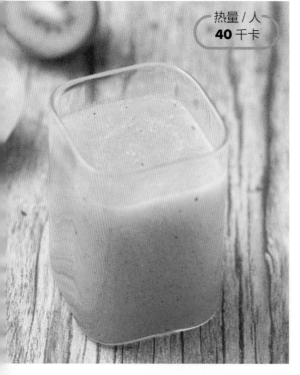

热量 / 人
40 千卡

猕猴桃雪梨汁 （饮品）

材料 猕猴桃 100 克，雪梨 70 克，柠檬半个。

做法

1 猕猴桃洗净，去皮，切小块；雪梨洗净，去皮及核，切小丁；柠檬洗净，去皮及子，切小块。

2 将上述食材放入榨汁机中，加入适量饮用水，搅打均匀即可。

（烹饪妙招）蔬果长时间曝露在空气中，或者被日光照射都会造成维生素 C 损失。因此，榨好的猕猴桃雪梨汁应尽快饮用。

第 5 章

给全家人的晚餐：
晚餐要"少"，
好消化、无负担、尿酸不堆积

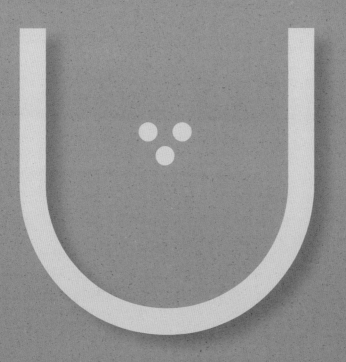

全家晚餐，怎样巧减热量，夜里才不饥肠辘辘

晚餐要合理安排，吃得"少"，好消化

晚餐是距离睡觉时间最近的一餐，如摄入食物过多，血尿酸的浓度就会增高，从而增加肾脏代谢负担。

晚餐如果肉类吃得过多，就会造成过多脂肪储存在体内，使体重增加导致肥胖。所以，晚餐要吃少，还要清淡，最好选择既能增加饱腹感，又可以促进肠胃蠕动的食物，如小米、红薯等，有利于消化吸收。

专家答疑 家庭控尿酸高频问题

感到饥饿时是不是就要加餐？

两餐之间如果出现饥饿感，可以先等 15 分钟再对它做出反应，并使之成为习惯。通常来讲，烦恼、劳累、忧郁或者是焦虑状态等都可能使饥饿感更强烈，这并不是真正的饥饿。此时可以喝一杯水，如果 15 分钟后依然感觉饿，可以选择吃一些低热量食物，如水果或者酸奶。

晚餐怎样巧减热量，夜里才不饥肠辘辘

晚餐建议安排在 18:00~19:00，用时在 20~30 分钟为好。

主食以粗粮为主，可以用杂粮粥代替干米饭。不吃含过多油、盐的主食，比如葱油饼、炒饭等。

蔬菜和肉要用少油少盐的方式烹调，以蒸、煮、炖为主，不要油炸。

肉类选择瘦畜肉、鱼虾、去皮禽肉等低脂肉。

水果放在餐前吃，而不是餐后吃。

晚餐与第二天早餐间隔时间很长，提供的热量应占全天总热量的 30%。

注：晚餐重在"查缺补漏"，让一天的饮食完美收官。如前两顿没吃粗粮，晚上就蒸个红薯或煮点杂粮粥；没吃够 500 克蔬菜，晚餐就来上一大盘拌时蔬；没吃豆制品，晚上就吃盘豆腐或喝点豆浆。

健康晚餐的四大黄金元素

痛风与晚餐的安排有很大关系。晚餐的时间最好安排在晚上 6 点左右，尽量不要超过晚上 8 点。一般在 8 点之后最好不要再吃东西了，但是可以适量饮水。如果晚餐吃得太晚，尿液不能及时排出，尿中大量的钙沉积下来，久而久之，会增加患尿道结石的风险。

人体的排钙高峰通常在餐后 4~5 小时，如果晚餐时间过晚，在排钙高峰期到来时入睡，尿液便容易潴留在输尿管、膀胱、尿道等尿路中不能及时排出，久而久之，容易形成结石。

这里少吃的是热量，不是营养，晚餐吃七成饱即可，不要过饱。

健康午餐的四大黄金元素

1 晚餐要早

2 晚餐要少

3 少荤多素

4 清淡易消化

晚饭要清淡，蔬菜为主体，且要有富含优质蛋白质的食物，如豆制品、瘦肉等。此外，晚餐提倡干稀搭配，适量摄取一些粥和汤类食物，可以帮助消化。

如果晚餐吃大量的肉、蛋、奶等高蛋白食物，会使尿中的钙量增加，导致体内的钙储存量减少，对骨骼健康不利，还容易罹患尿路结石。

中青年人怎么吃晚餐

中青年人降尿酸晚餐好搭档

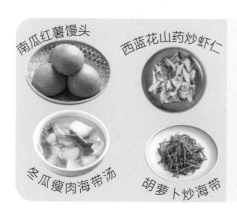

南瓜红薯馒头　西蓝花山药炒虾仁

冬瓜瘦肉海带汤　胡萝卜炒海带

营养师支招

中青年人晚餐可以蔬菜为主，主食要适量减少，适当吃些粗粮，如全麦食物，它富含膳食纤维，既能增加饱腹感，又能促进肠胃蠕动帮助减肥。蛋白质要适量，甜点、油炸食物等高脂食物尽量少吃。

中青年人精选晚餐食谱

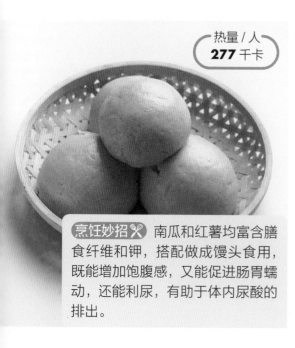

热量/人
277 千卡

烹饪妙招 南瓜和红薯均富含膳食纤维和钾，搭配做成馒头食用，既能增加饱腹感，又能促进肠胃蠕动，还能利尿，有助于体内尿酸的排出。

南瓜红薯馒头 （主食）

材料 南瓜、红薯各100克，面粉200克，酵母少许。

做法

1 南瓜洗净，削皮，去子，切块；红薯洗净，削皮切块，与南瓜块一起放入蒸锅内蒸熟，压成泥。

2 南瓜红薯泥中加入面粉、酵母一起揉成团，醒发至2倍大。

3 上步面团加入适量干面按揉，排出空气，做成馒头，二次醒发后，放入蒸锅蒸15分钟即可。

芹菜炒牛肉 (热菜)

材料　牛肉、芹菜各 150 克。

调料　料酒、生抽、葱末、姜末各 5 克，盐 1 克。

做法

1 牛肉洗净，切片，用料酒、生抽、少许油腌渍 15 分钟；芹菜洗净，切小段。

2 锅内倒油烧热，炒香葱末、姜末，下牛肉片翻炒，加芹菜段翻炒片刻，加盐调味即可。

(烹饪妙招) 如果想牛肉更入味，可以用葱姜水腌一下牛肉，15 分钟后用水冲洗干净，再用步骤 1 的调料腌制。

热量 / 人
63 千卡

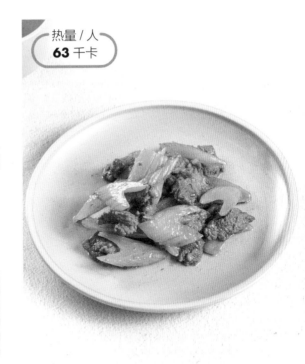

银鱼炒蛋 (热菜)

材料　银鱼 60 克，鸡蛋 3 个。

调料　葱花 2 克，盐 1 克。

做法

1 银鱼洗净，焯水，沥干；鸡蛋打散备用。

2 将银鱼放入蛋液中，加入盐、葱花搅拌均匀。

3 锅内倒油烧热，倒入银鱼鸡蛋液翻炒，待蛋液凝固熟软，炒散即可。

(烹饪妙招) 炒的时候注意用中大火快炒，炒熟快速出锅，这样才能有嫩滑鲜香的口感。

热量 / 人
104 千卡

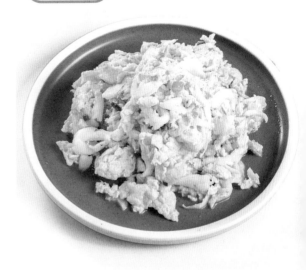

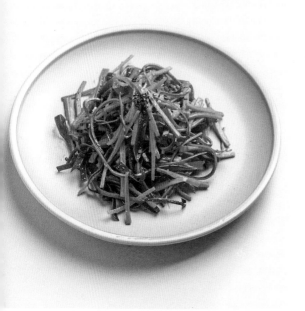

胡萝卜炒海带 （热菜）

材料　胡萝卜200克，水发海带丝300克。

调料　蒜末、醋、酱油、盐、黑芝麻各适量。

做法

1 胡萝卜洗净，切丝；水发海带丝用清水洗净。

2 锅中油烧热，放蒜末爆香，加胡萝卜丝炒至金黄色，放海带丝，淋入醋，翻炒至软后调入盐和酱油，撒上黑芝麻，炒匀即可。

> **烹饪妙招** 海带里面有一层叫褐藻胶的胶质，这种胶质不溶于水，浸泡时加点白醋可以让海带口感更好。

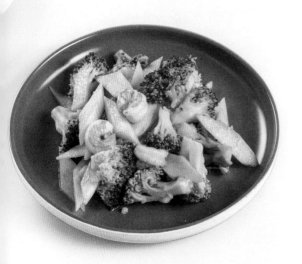

西蓝花山药炒虾仁 （热菜）

材料　虾仁、西蓝花、山药各100克。

调料　蒜末10克，蚝油5克。

做法

1 虾仁洗净，去虾线；西蓝花洗净，切小朵，焯水；山药洗净，去皮，切菱形片。

2 锅内倒油烧热，爆香蒜末，放入虾仁翻炒至变色，放入山药片翻炒2分钟，加入西蓝花、蚝油翻炒均匀即可。

> **烹饪妙招** 清洗西蓝花时最好在淡盐水中浸泡半小时，这样能去除西蓝花的农药残留，使西蓝花更干净。

凉拌莴笋 （凉菜）

材料　莴笋 400 克。

调料　盐 2 克，香油 3 克。

做法

1 莴笋去皮、叶，洗净后用擦丝器擦成细丝。

2 莴笋丝装盘，加盐、香油拌匀即可。

烹饪妙招 烹饪莴笋时要少放盐和其他调料，因为放太多调料会影响其本身的味道，使菜的口感受影响。

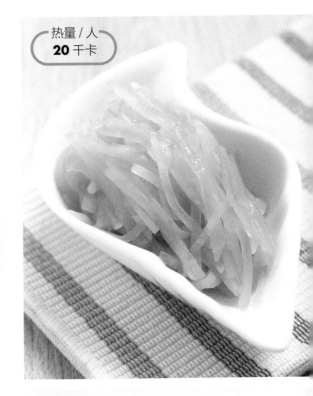

热量/人
20 千卡

冬瓜瘦肉海带汤 （汤羹）

材料　冬瓜 300 克，水发海带 150 克，猪瘦肉 100 克。

调料　盐、葱段各适量。

做法

1 冬瓜洗净，去皮、瓤，切块；海带泡软洗净，切条；猪瘦肉切片，焯水。

2 锅内倒适量清水，放入冬瓜块、海带条、猪瘦肉片煮沸，撒上葱段，放盐调味即可。

烹饪妙招 冬瓜非常适合与肉类一起做汤，味道鲜美。注意煮汤时少用肥肉，不要放太多的盐。

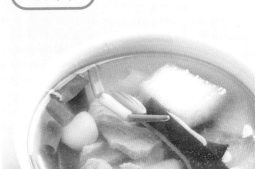

热量/人
64 千卡

老年人怎么吃晚餐

老年人降尿酸晚餐好搭档

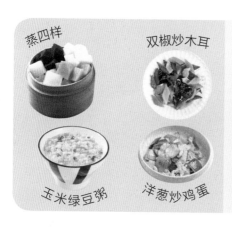

蒸四样

双椒炒木耳

玉米绿豆粥

洋葱炒鸡蛋

营养师支招

老年人的消化功能不比年轻人，饮食过饱或食物太硬都易引起消化不良。同时，吃得过饱会影响心肺的正常功能，易引发脑卒中等，所以晚餐要少吃。蔬果大多含嘌呤较少，且其中所含的矿物质、维生素等营养成分也较为全面，可多吃。

老年人精选晚餐食谱

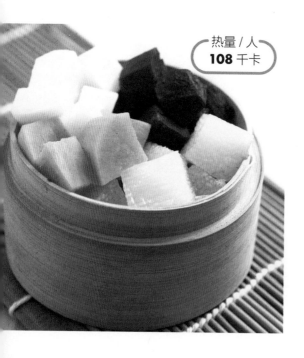

热量 / 人
108 千卡

蒸四样 （主食）

材料　红薯、山药、土豆、紫薯各100克。

做法

1 将所有食材洗净，去皮，切均匀的大块。

2 依次摆入蒸笼中，水开后大火蒸20分钟即可。

烹饪妙招 红薯、山药、土豆等薯类，饱腹感强，用薯类代替部分谷类或混合食用，不仅抗饿，也有利于控制食量。

杂粮馒头 主食

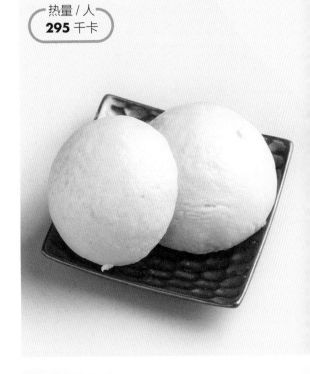

热量/人
295 千卡

材料 小米面 90 克，黄豆面 30 克，面粉 120 克，酵母 3 克。

做法

1 将酵母用温水化开并调匀；小米面、黄豆面、面粉倒入容器中，慢慢加酵母水和适量清水搅拌均匀，揉成表面光滑的面团，醒发 40 分钟。

2 将醒发好的面团搓粗条，切成大小均匀的面剂子，逐个团成圆形，制成馒头生坯，送入烧开的蒸锅蒸 15~20 分钟即可。

烹饪妙招 发酵馒头等主食时，有时会添加碱，这在无形中增加了钠的摄入量，对控制血压不利，可改用酵母粉。

圆白菜鸡蛋饼 主食

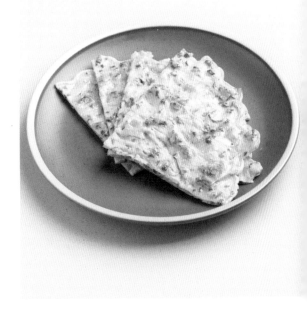

热量/人
216 千卡

材料 圆白菜、中筋面粉各 100 克，玉米面、熟牛肉各 30 克，鸡蛋 1 个。

调料 盐 2 克。

做法

1 圆白菜洗净，撕成小片；熟牛肉切丁；中筋面粉中加入鸡蛋液、圆白菜片、熟牛肉丁、盐和适量水，搅拌成糊状。

2 不粘锅中加入少许油烧至微热时，倒入面糊，摊至薄厚均匀，待饼四周微微翘起再煎另一面，一直煎至两面金黄即可。

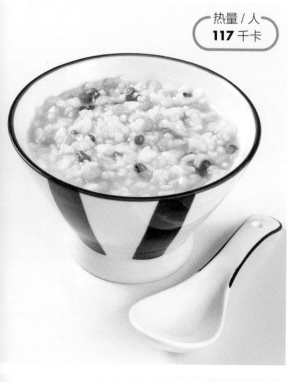

热量/人
117 千卡

玉米绿豆粥 （主食）

材料　玉米粒100克，绿豆50克，糯米30克。

做法

1 绿豆、玉米粒、糯米洗净，绿豆、糯米用水浸泡4小时。

2 锅内放适量清水烧开，加玉米粒、绿豆和糯米，大火煮开后转小火，熬煮40分钟即可。

 烹饪妙招 煮绿豆时，提前浸泡能够使绿豆易煮烂，同时不会使绿豆汤色泽发浑。绿豆富含膳食纤维，可帮助痛风患者排尿酸、降脂减肥。

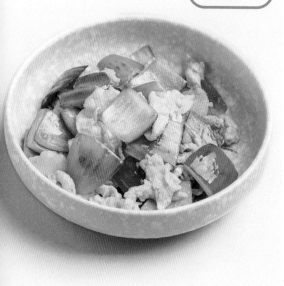

热量/人
108 千卡

洋葱炒鸡蛋 （热菜）

材料　鸡蛋2个，洋葱400克。
调料　盐2克，姜片适量。

做法

1 鸡蛋打散，炒熟后盛出；洋葱洗净，切片。

2 锅内倒油烧热，加姜片爆香，倒入洋葱片翻炒，倒入鸡蛋略炒，加盐调味即可。

烹饪妙招 在炒洋葱的时候，缩短洋葱的烹炒时间，可以保留洋葱水分，吃起来的口感更鲜脆多汁。

双椒炒木耳 (热菜)

材料 柿子椒 100 克，红彩椒、水发木耳各 50 克。

调料 蒜末 5 克，盐少许。

做法

1 柿子椒、红彩椒分别洗净，去蒂及子，切片；水发木耳洗净，去蒂，撕小朵。

2 锅内倒油烧热，炒香蒜末，放入木耳翻炒，再加入柿子椒片、红彩椒片炒熟，加盐调味即可。

烹饪妙招 最好用冷水泡发木耳，虽然时间会长一些，但能使木耳恢复到半透明状态，泡发量更大，口感更好。

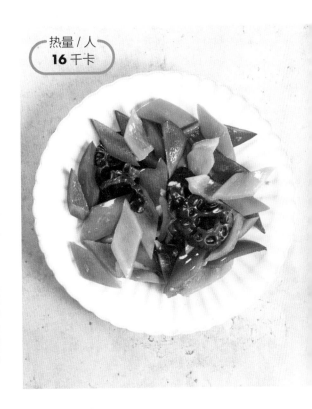

热量/人
16 千卡

冬瓜小白菜豆腐汤 (汤羹)

材料 小白菜、冬瓜各 100 克，豆腐 150 克，虾仁 90 克。

调料 盐 1 克，姜末、蒜末、生抽各适量。

做法

1 小白菜洗净，切小段；冬瓜去皮去子，洗净，切片；豆腐洗净，切厚片；虾仁洗净。

2 锅内倒油烧热，放入姜末、蒜末爆香，放入豆腐片翻炒，放入冬瓜片、生抽翻炒均匀，加适量水大火煮沸。

3 待冬瓜片变软，加入小白菜段、虾仁煮熟，加盐调味即可。

烹饪妙招 小白菜和冬瓜切块时要尽量保持大小一致，这样可以保证烹饪时间一致。

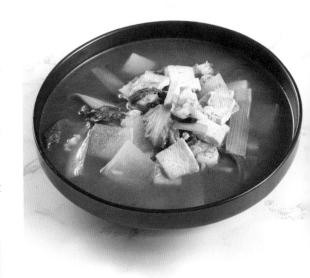

热量/人
68 千卡

儿童怎么吃晚餐

儿童降尿酸晚餐好搭档

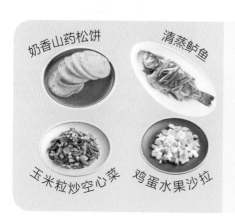

奶香山药松饼　　清蒸鲈鱼

玉米粒炒空心菜　　鸡蛋水果沙拉

营养师支招

儿童的晚餐要多吃新鲜蔬果以及豆制品、鱼肉、牛奶等富含钙的食物，尽量清淡少盐，少吃油腻、辛辣、过咸、过甜的食物。对于现在的孩子来说，营养过剩要远远重于营养不足的问题，注意别让孩子过量饮食，以免产生肥胖等问题。

儿童精选晚餐食谱

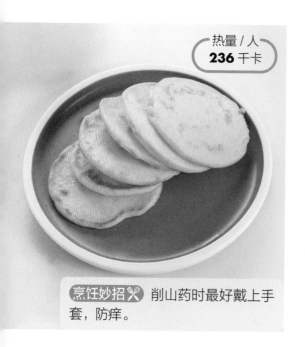

热量/人
236 千卡

烹饪妙招 削山药时最好戴上手套，防痒。

奶香山药松饼 主食

材料　山药200克，牛奶、面粉各100克，鸡蛋2个。

做法

1 山药洗净，去皮，切段；鸡蛋打散备用。

2 将山药段放在蒸锅中蒸熟，取出，放入少许牛奶，压成山药泥。

3 在山药泥中加入面粉、剩余牛奶、鸡蛋液搅拌成面糊。

4 平底锅小火加热，将面糊用小勺舀至锅内，摊成小圆饼，待两面金黄即可。

香蕉紫薯卷 （主食）

材料 紫薯、香蕉各100克，吐司3片（约100克），牛奶30克。

做法

1 紫薯洗净，去皮，切块，蒸熟，放入碗中，加入牛奶，用勺子压成紫薯泥；香蕉去皮，切小段。

2 吐司切掉四边，用擀面杖擀平，取紫薯泥均匀涂在吐司上，放上香蕉段，卷起，切小段即可。

（烹饪妙招）将紫薯泥平抹在面包片上，保持均匀，一边留点位置出来，否则卷的时候紫薯会跑出来。

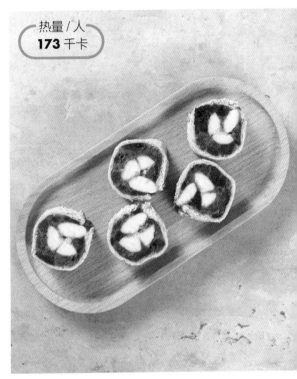

热量/人
173 千卡

牛奶炒蛋 （热菜）

材料 鸡蛋3个，牛奶150克。

调料 黑胡椒粉、盐各适量。

做法

1 鸡蛋磕入碗中，倒入牛奶，搅匀。

2 平底锅中刷一层薄油，开小火，将蛋液倒入，静待2分钟，不要翻动，然后用铲子轻轻从底部推动，看到底部的蛋液已经凝固，继续用铲子推，注意是从四周往中间推，就像堆小山一样。

3 待蛋液全部凝固、看不见水分后，关火，撒上盐、黑胡椒粉即可。

（烹饪妙招）这个牛奶炒蛋不用放太多油，用刷子在平底锅中刷一层油，然后开小火，倒入蛋液即可。

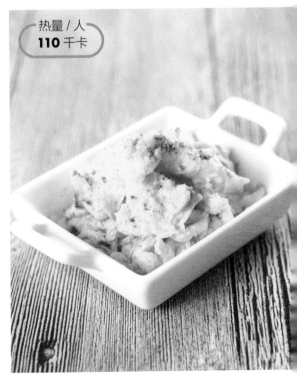

热量/人
110 千卡

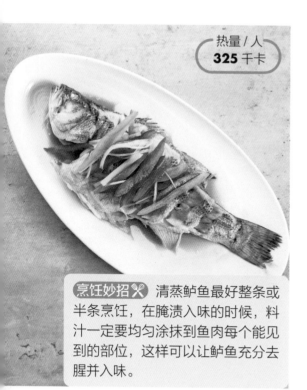

热量 / 人
325 千卡

清蒸鲈鱼 （热菜）

材料 鲈鱼1条（900克），柿子椒、红彩椒各60克。

调料 葱丝、姜丝各10克，蒸鱼豉油8克，料酒少许。

做法

1 鲈鱼处理干净，在鱼身两面各划几刀，用料酒涂抹鱼身，划刀处夹上姜丝，鱼肚子里塞上姜丝，腌渍20分钟。柿子椒和红彩椒去蒂及子，洗净切丝。

2 鱼身上铺剩余葱丝、姜丝，上锅蒸15分钟。

3 倒出盘子内蒸鱼汤汁，倒入蒸鱼豉油，摆上柿子椒丝、红彩椒丝。

4 炒锅烧油，烧热后淋在鱼身上即可。

烹饪妙招 清蒸鲈鱼最好整条或半条烹饪，在腌渍入味的时候，料汁一定要均匀涂抹到鱼肉每个能见到的部位，这样可以让鲈鱼充分去腥并入味。

热量 / 人
49 千卡

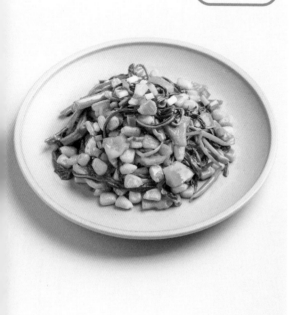

玉米粒炒空心菜 （热菜）

材料 空心菜300克，玉米粒100克，柿子椒50克。

调料 盐3克，葱花、姜末、蒜末各适量。

做法

1 空心菜洗净，入沸水中焯烫，沥干，切段；柿子椒洗净，去蒂除子，切丁。

2 锅内倒油烧至七成热，爆香姜末、蒜末，倒玉米粒、空心菜段、柿子椒丁炒熟，加盐调匀，撒上葱花即可。

烹饪妙招 剥玉米粒时可先把两排玉米粒用刀戳下来，再用手剥，这样可以避免玉米胚芽破掉。

葡萄汁浸山药 (凉菜)

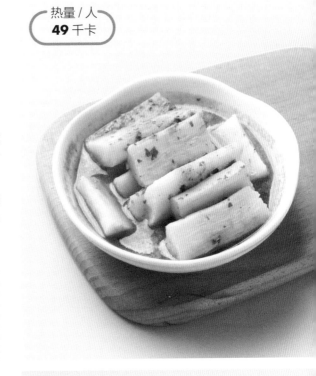

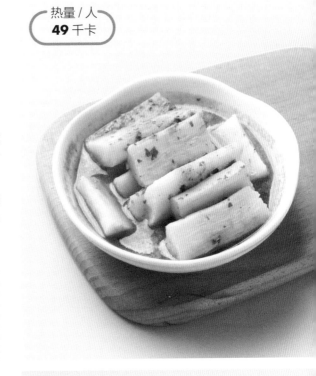

热量/人
49 千卡

材料 葡萄 200 克，山药 100 克。
调料 蜂蜜、盐各适量。
做法

1 葡萄洗净，沥干水分；山药去皮，洗净，切块。

2 取葡萄放入料理机打成汁，倒入碗中备用；蒸锅加水烧开，放入山药块，中火蒸 10 分钟后放凉。

3 将放凉的山药块倒入装葡萄汁的碗里，加蜂蜜、盐调匀，放入冰箱中冷藏 1 小时即可。

烹饪妙招 葡萄清洗时，可以去蒂放在水盆里，加入适量面粉，用手轻搅几下，然后将浑浊的面粉水倒掉，用清水冲净，这样可以更好地去除果皮上的农药残留。

鸡蛋水果沙拉 (凉菜)

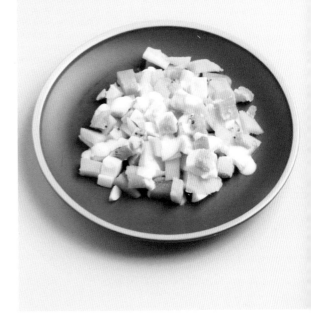

热量/人
186 千卡

材料 猕猴桃、芒果各 150 克，无糖酸奶 300 克，鸡蛋 3 个。
做法

1 鸡蛋煮熟，去壳，切小块；猕猴桃去皮，切丁；芒果洗净，去皮除核，切丁。

2 取盘，放入鸡蛋丁、猕猴桃丁、芒果丁，淋入无糖酸奶拌匀即可。

烹饪妙招 为了增加口感，也可以适量添加一些干果或坚果，比如葡萄干、核桃仁、杏仁片等。

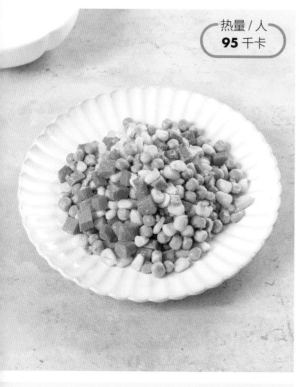

五彩豌豆 （热菜）

热量/人 95 千卡

材料 玉米粒、豌豆、胡萝卜各80克，
猪瘦肉50克，火腿肠20克。

调料 生抽3克，盐2克。

做法

1 玉米粒、豌豆洗净；胡萝卜洗净，
切丁；猪瘦肉洗净，切末，加生抽、
植物油腌10分钟；火腿肠切丁。

2 锅内倒油烧热，放入肉末翻炒，加
入玉米粒、豌豆、胡萝卜丁、火腿
肠丁炒熟，加盐调味即可。

烹饪妙招 翻炒至熟后，一关火
就要马上盛出，否则玉米可能会出
现焦斑，影响美观和口感。

肉末冬瓜 （热菜）

热量/人 30 千卡

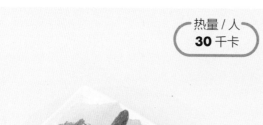

材料 冬瓜200克，猪瘦肉60克，
枸杞子5克。

调料 葱末、姜末各5克，盐1克。

做法

1 猪瘦肉洗净，剁成末；枸杞子浸泡
备用；冬瓜洗净，去皮除子，切厚
片，整齐地摆在盘中。

2 锅置火上，倒油烧至六成热，放入
葱末、姜末炒香，放肉末炒散，加
盐炒匀后盛出，放在冬瓜片上，再
放上枸杞子，入蒸锅蒸8分钟即可。

烹饪妙招 猪瘦肉末放锅中炒
熟后，放在冬瓜上蒸，吃起来更入
味，口感更香醇。

第**6**章

便当、外食怎样吃，
营养均衡、尿酸不堆积

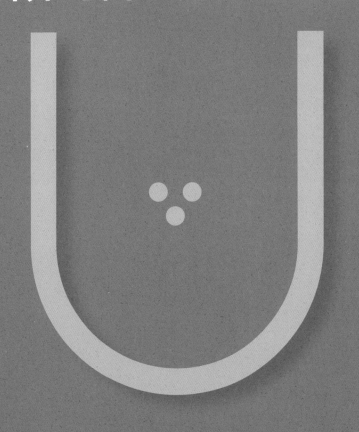

上班族控尿酸便当

控尿酸便当饮食配方要点

营养简单的便当，饱腹、补体力、排尿酸

使用饭盒可以把控分量，避免进食过量。在规划备餐的时候，可以给饭盒做简单分区。如分为三个区域：（1）主食/碳水化合物类食物；（2）蛋白质类食物；（3）蔬菜类食物。

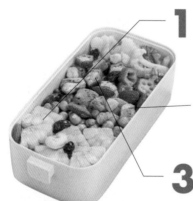

1 建议带粗细粮搭配的主食，满足对碳水化合物的需求。也可用红薯、紫薯、南瓜等代替部分米面，营养均衡，饱腹感强。

2 优质蛋白质食物，可选低脂肉类（去皮鸡肉、牛瘦肉、羊瘦肉）、蛋奶等。

3 色彩丰富的蔬菜与菌菇类，满足维生素和膳食纤维的需求，优选秋葵、菜花、胡萝卜等蔬菜，二次加热也不变色，营养流失少。

降尿酸便当公式：主食/碳水类 + 蛋白质类 + 蔬菜类 + 好脂肪类

可以把喜欢的主食/碳水类、蛋白质类、蔬菜类食材都列出来，脂肪就默认炒菜油。如选凉拌菜，可以搭配一些坚果。

主食/碳水类	蛋白质类	蔬菜类	烹饪方法
米饭/糙米/杂粮饭	鸡胸肉/牛瘦肉	各种绿叶蔬菜	清炒
全麦吐司/荞麦面	猪瘦肉/虾仁	彩椒/洋葱	蒸
燕麦面/藜麦饭	鱼肉/豆腐	黄瓜/丝瓜	煮
杂粮馒头/花卷	鸡蛋/黄豆	西葫芦/西蓝花	烤（烤箱）
玉米/红薯	牛奶/酸奶	菜花/番茄/木耳	
紫薯/意面			

便当推荐

鸡胸秋葵玉米沙拉

材料 鸡胸肉、玉米各 100 克，秋葵 60 克，菜花 50 克，豌豆、坚果各 20 克。

调料 油醋汁、蚝油、黑胡椒粉各适量。

做法

1 所有食材（除坚果外）洗净；秋葵焯熟后捞出，切丁；豌豆焯熟；菜花切小朵，焯熟；玉米洗净，切段，蒸熟。

2 鸡胸肉切丁，用蚝油、黑胡椒粉抓匀，腌渍 10 分钟，放进 180℃ 预热的烤箱中层，上下火烤 15 分钟，盛出。

3 饭盒中放入鸡丁、秋葵丁、菜花和豌豆，加入坚果、油醋汁，再放入玉米段即可。

注：本章菜谱为 1 人份，所以食材重量和热量都是 1 人份的。

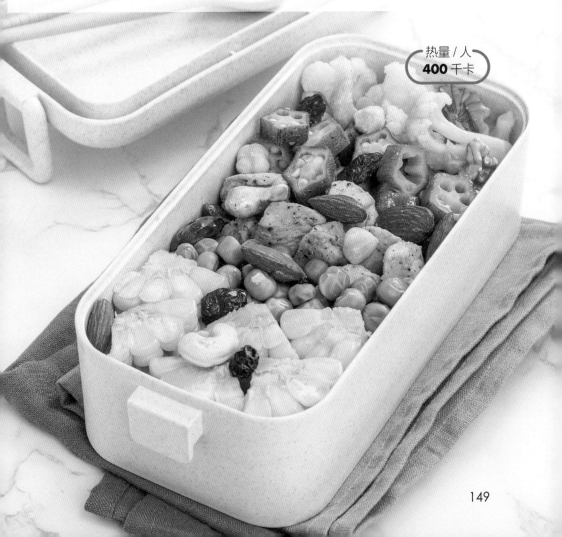

热量/人
400 千卡

苦菊鸡丝配南瓜芋头

材料 鸡胸肉、芋头、南瓜各100克，苦菊、胡萝卜各50克，花芸豆20克。

调料 蒜泥少许，香油、生抽、醋、料酒、盐各适量。

做法

1 所有食材洗净；鸡胸肉切块；苦菊掰成两半；胡萝卜刨丝；南瓜去子，切片，蒸熟；芋头去皮，切块，蒸熟；花芸豆提前泡6小时，煮熟。

2 鸡胸肉放入冷水锅，加料酒煮熟，捞出，撕成丝；将蒜泥、生抽、醋、香油、盐调成酱汁。

3 把酱汁倒入鸡丝、苦菊、胡萝卜丝和花芸豆里拌匀。

4 饭盒中放上拌好的菜，配芋头、南瓜即可。

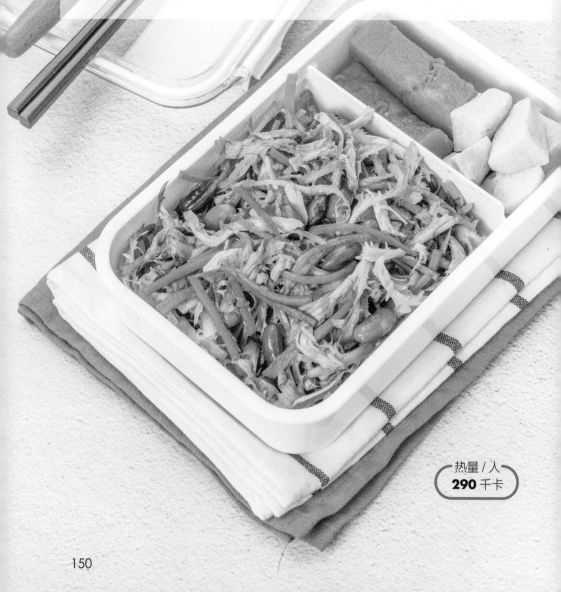

热量/人
290 千卡

洋葱柿子椒拌鸡丝·藜麦糙米饭

洋葱柿子椒拌鸡丝

材料 鸡胸肉、柿子椒各 100 克，洋葱 60 克，红薯 50 克。

调料 生抽适量，盐少许。

做法

1 所有食材洗净；鸡胸肉焯熟，撕成丝；柿子椒切丝；洋葱去皮，切丝；红薯切块，放入烤箱中烤熟。

2 鸡丝、柿子椒丝、洋葱丝中加盐、生抽，拌匀。

3 饭盒中放入洋葱柿子椒拌鸡丝和烤红薯即可。

藜麦糙米饭

材料 糙米 20 克，大米 20 克，藜麦 10 克。

做法

1 大米、藜麦和糙米提前浸泡 2 小时，洗净。

2 将大米、藜麦和糙米放入电饭锅，加适量清水，摁下"煮饭"键，焖熟即可。

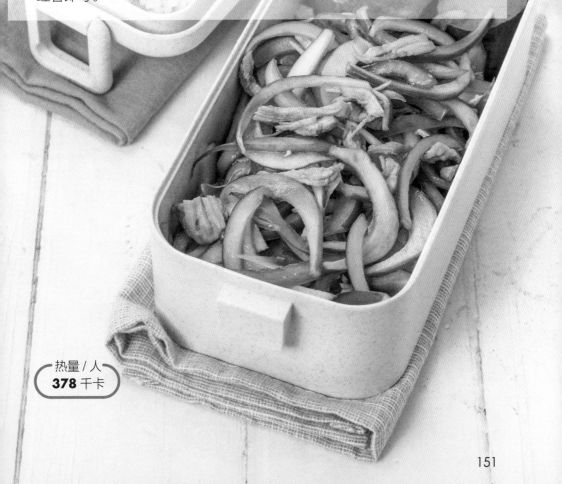

热量/人
378 千卡

香焖虾仁时蔬·二米饭

香焖虾仁时蔬

材料 虾仁100克，圆白菜100克，胡萝卜50克，杏鲍菇30克，干木耳5克。

调料 姜片、蒜末各少许，盐适量。

做法

1 所有食材洗净；圆白菜、胡萝卜切丝；干木耳泡发，切丝；杏鲍菇切片。

2 锅热放油，爆香蒜末，依次放胡萝卜丝、杏鲍菇片、木耳丝、圆白菜丝翻炒至熟，盛出放入饭盒。

3 锅留余油，放虾仁，加姜片、少许盐和适量清水，盖上锅盖，焖3分钟，盛出放入饭盒即可。

二米饭

材料 小米30克，大米20克。

做法

1 大米、小米洗净。

2 将大米和小米一起放入电放锅中，焖成米饭，盛出即可。

热量/人
289 千卡

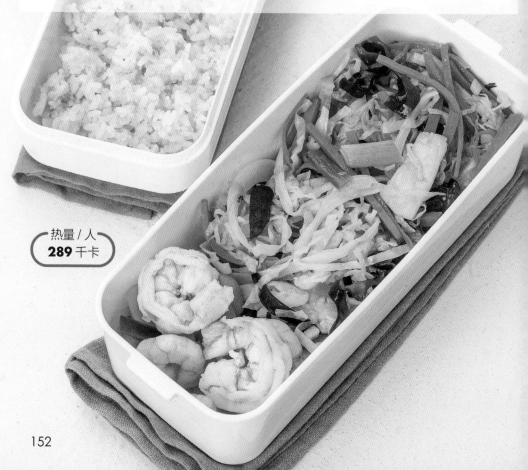

偶尔外食时，合理选餐控尿酸

迅速掌握餐馆点餐法则，一目了然

有分析认为，肥胖率与在外就餐的频率有关，频繁的外出就餐也是痛风发作的诱因之一。

外出应酬时的饮食状况

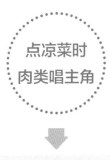

点凉菜时
肉类唱主角

凉菜原本可以平衡主菜油脂过多和蛋白质过剩的问题，然而很多人习惯点酱牛肉、罗汉肚、白斩鸡等肉类凉菜，让凉菜失去了调节营养平衡的作用，反而导致蛋白质过剩。

只吃菜
不吃主食

不吃主食，空腹食用富含蛋白质和维生素类的食物，不仅无益于消化，还会导致碳水化合物摄入不足。

导致的结果

蛋白质和脂肪过剩，谷类不足，膳食纤维缺乏，容易热量超标；进食过量，易引起肥胖，导致尿酸代谢紊乱，从而诱发痛风。

对策：减少不必要的应酬，掌握一些点餐技巧

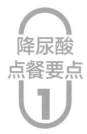

降尿酸点餐要点 1

多点蔬菜类、豆制品，减少肉类海鲜菜品。

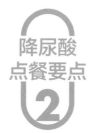

降尿酸点餐要点 2

优先选择凉拌、蒸煮、白灼、清炒、清炖、烤箱烤等烹调方式，不点或少点熏、煎、油炸的食物。

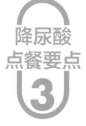

降尿酸点餐要点 3

主食多选含粗粮、豆类的，比如杂粮包、荷叶饼、玉米饼等，尽量不要点加油、盐、糖的主食，比如葱花酥饼、炒粉、麻团。

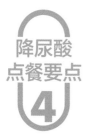

降尿酸点餐要点 4

不要饮酒，可选择喝鲜豆浆、脱脂牛奶和无糖酸奶代替甜饮料。

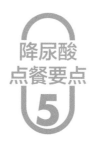

降尿酸点餐要点 5

应酬之后的几天内，尽量清淡饮食，多吃蔬果和粗粮豆类，以促进脂肪代谢，调整肠胃。

推荐进餐顺序，顺序吃对了饱腹又降尿酸。

先喝点水或蔬果汁 ＞ **再吃蔬菜** ＞ **吃肉吃饭，细嚼慢咽**

先喝点水或蔬果汁等于给消化道加了"润滑剂"，有益于胃肠对食物的消化，还能缓和"冲动"的味蕾反应，避免食欲过剩。

有了最开始的水或蔬果汁的润滑，再吃蔬菜，有效增加代谢尿酸的动力。

有了先前的水、蔬果汁和蔬菜垫腹，饥饿得到一定的缓解，再细嚼慢咽其他食物，不仅对体重控制大有帮助，还可以促进食物的营养吸收。

快餐店或便利店，如何搭配巧控尿酸

控尿酸，中式快餐怎么吃

推荐食物	不推荐食物
米饭类：米饭吃一半，加一份蔬菜；不要吃配菜中的土豆，不要喝汤	**米饭类**：加入油和调料的炒饭或泡汤饭
面食类：面条吃一半，多加一份肉或鸡蛋，多加蔬菜，不要喝汤	**面食类**：只吃面喝汤，不加任何东西
点心类：尽量选择蒸的，避免煎炸的点心	**点心类**：加入了大量糖和油脂的馅料

控尿酸，西式快餐怎么吃

推荐食物	不推荐食物
饮料：黑咖啡或淡茶	**含糖饮料**：添加很多果糖、白糖等
牛肉汉堡：多放生菜、番茄、洋葱，不要酱	**炸鸡块、炸薯条**：油脂超标
蔬菜沙拉：只用海盐、黑胡椒、橄榄油调味，不放市售沙拉酱	**鸡腿堡**：鸡腿包裹了大量面粉并经过油炸处理

控尿酸，自选式食堂怎么吃

推荐食物	不推荐食物
蔬菜类： 白灼菜心、大拌菜等 **清蒸类：** 清蒸鱼、清蒸排骨等 **砂锅类：** 白菜豆腐砂锅、冬瓜海带砂锅等，避开淀粉类丸子 **红烧类：** 需要注意部分地区的红烧做法可能会偏甜	**铁板类：** 铁板鱿鱼、铁板烤肉等，为了不粘锅，会放很多油 **糖醋类：** 糖醋排骨、糖醋里脊等，酱料中含有大量糖分 **油炸类：** 炸猪排、地三鲜、锅包肉等，外层往往包裹着非常多的淀粉

控尿酸，便利店怎么吃

推荐食物	不推荐食物
即食无添加鸡胸肉： 注意量，不要多吃。搭配时蔬沙拉一起吃 **各种沙拉：** 不要放沙拉酱，用简单的橄榄油、海盐、黑胡椒调味即可 **关东煮：** 鸡蛋、牛筋、豆腐、白萝卜、圆白菜等	**包子：** 煎制的包子，油多、热量高 **各类饭团和盒饭：** 主食占比大，并且酱汁中含大量糖分 **关东煮：** 油豆腐、鱼饼、北极翅、各种淀粉丸子等

聚餐应酬前的降尿酸小秘招

痛风患者都知道日常要控制饮食、杜绝喝酒，但有时在应酬招待领导、朋友聚餐时，面对劝酒和夹菜，却又很难拒绝，怎么办呢？

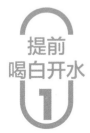

聚餐应酬之前多喝一些白开水，有利于尿酸经尿液排出。聚餐途中多喝几杯水，多去几次厕所，可以避免尿酸堆积。

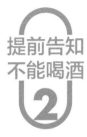

患有痛风绝对不能喝酒和酒精类饮料，否则会影响尿酸在肾脏的排泄，导致血尿酸水平升高。而啤酒自身的嘌呤含量就很高，常喝会引发尿酸升高，造成尿酸盐结晶的沉积，诱发痛风。

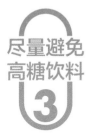

一般饮料含糖量很高，像可乐、橙汁、苹果汁等瓶装饮料，应尽量避免。可以在点餐时让服务员备注：不加糖的现榨果汁，天然健康。一旦不注意喝多了，糖分摄入过量，就会引起肥胖或代谢紊乱从而增加痛风发作的风险。

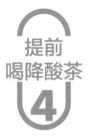

聚餐时有些敬酒或高嘌呤食物不易推辞，可以在聚餐出发前喝降酸茶。用茯苓、薏苡仁、黑枸杞、山药、肉桂、黄精、干姜等药食同源的中药泡成茶饮，具有健脾益气、温阳益肾、温和降酸功效。坚持每天饮用，可以有效降解尿酸，改善和避免痛风的发作，对身体健康有益。

降尿酸茶饮推荐，促代谢

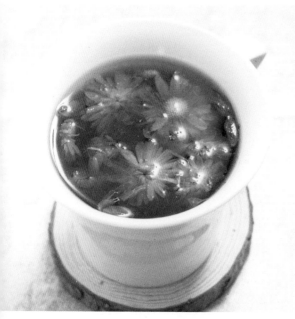

枸杞桑葚菊花饮

材料 菊花3克，枸杞子15克，桑葚30克。

做法 水煎10~15分钟即可。

用法 代茶饮，每次1杯。

> 营养小贴士 ✗ 此饮品对肝肾阴虚、须发早白症状有一定效果，可防止尿酸堆积。

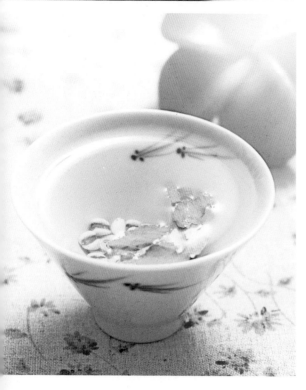

茯苓薏米茶

材料 薏米、茯苓各10克，白术、荷叶各6克，陈皮5克。

做法 将所有材料一起放入锅中，倒入适量清水，大火烧沸后，小火煎煮约20分钟后即可饮用。

用法 代茶饮，每次1杯。

> 营养小贴士 ✗ 茯苓味甘、淡，性平，具有利水渗湿、益脾和胃、宁心安神之功效，可利尿祛湿、健脾胃、减肥。

黄芪红枣茶

材料 黄芪 10～15 克，红枣 3 枚。

做法

1 红枣用温水泡发洗净，去核。
2 黄芪和红枣用清水浸泡 20～30 分钟。
3 锅内加入清水，放入红枣、黄芪，煮沸后转小火煮 20 分钟即可饮用。

用法 代茶饮，每次 1 杯。

> (营养小贴士 🍴) 黄芪红枣茶可补益气血，利湿消肿，适合虚胖浮肿的痛风患者。

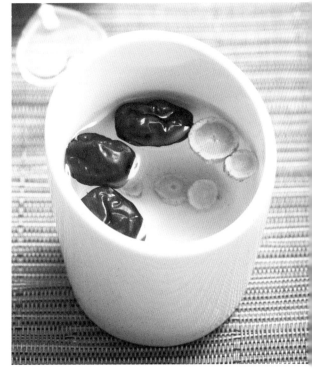

熟地麦冬饮

材料 熟地黄 5 克，麦冬 3 克。

做法 将熟地黄、麦冬一起放入杯中，倒入沸水，盖盖子闷泡约 10 分钟后饮用。

用法 代茶饮，每次 1 杯。

> (营养小贴士 🍴) 熟地麦冬饮可降血压、降血脂，固肾，预防痛风并发心血管病变及痛风性肾病。

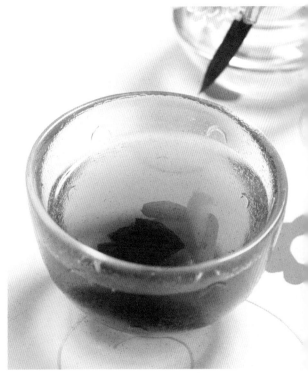

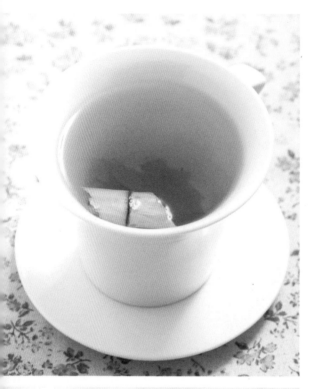

三鲜饮

材料 鲜芦根 9 克，鲜白茅根、鲜竹叶各 3 克。

做法 水煎 15 分钟即可。

用法 代茶饮，每次 1 杯。

营养小贴士 ✂ 白茅根有凉血止血的功效，竹叶能清心降火，和清热生津利尿的芦根一起煎汤饮用对排尿酸有不错的效果。需注意，脾胃功能不佳的痛风患者不适宜用芦根。

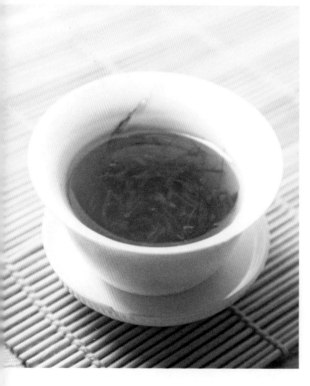

玉米须绿茶饮

材料 玉米须 15 克，绿茶 3 克。

做法

1 玉米须冲洗干净。

2 将玉米须放杯中，冲入适量沸水，加盖稍闷 1 分钟，加入绿茶晃动杯子，让水浸润绿茶，30 秒钟后即可饮用。

用法 代茶饮，每次 1 杯。

营养小贴士 ✂ 玉米须与绿茶都具有减肥、利尿的作用，还能辅助降血脂、控血糖，很适合痛风并发高血压患者饮用。

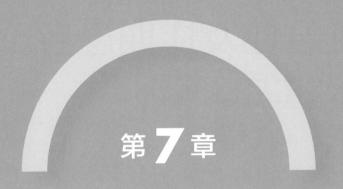

第**7**章

痛风不同分期的食养方案，
降低复发率

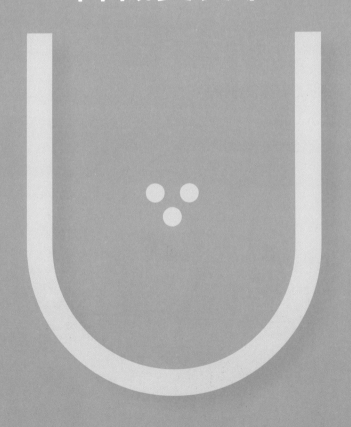

痛风急性发作期患者控尿酸怎么吃

亲近低嘌呤食物，补碱、补钾，促排更多尿酸

选择嘌呤含量较少的食物

比如牛奶、番茄、黄瓜、蛋清、面包，这些食物不仅能够为人体补充营养，还能够预防痛风病情加重。经常吃白菜有助于缓解病症，急性发作期间患者可以将白菜洗净，加入植物油炒熟食用。

选择含钾较丰富的食物

钾元素能够促进尿酸的排泄，可以多吃一些含钾丰富的蔬菜，如土豆、西蓝花等，不仅可以促进身体尽快恢复，还能够缓解病症。

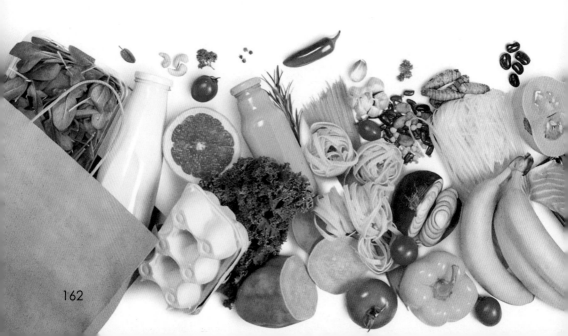

缓解疼痛、肿胀的饮食原则

☑ 选用嘌呤含量低的食物，肉类和鱼类都不能摄入，以牛奶和鸡蛋为蛋白质的主要来源，也可以适量吃些豆腐。

☑ 主食注意不要过量，以免热量超标，同时注意粗细搭配。

☑ 限制脂肪的摄入量，烹调要用植物油。

☑ 多吃蔬菜及适量水果，以减少尿酸生成。

☑ 每天可以选择一些全谷类食物、脱脂牛奶、蛋，尽量不要吃红肉，不要饮用含糖饮料和酒。

痛风急性发作期什么能吃，什么不能吃

推荐食物	不推荐食物
蔬菜类：白萝卜、胡萝卜、黄瓜、番茄、大白菜、芹菜等	水果类：避免食用富含果糖的水果，如高果糖果汁（尤其是橙汁）、葡萄等
水果类：樱桃、苹果、梨、西瓜、草莓、柠檬、杏等	菌藻类：香菇、金针菇等
谷薯豆类：大米、小米、糙米、全麦粉、山药、土豆等	肉类：红肉、加工肉制品（如火腿、香肠等）、动物内脏、肉汁、肉汤等
蛋奶类：鸡蛋、牛奶等	水产类：甲壳类和蚌类、马鲛鱼、沙丁鱼等高脂鱼
菌藻类：木耳等	
肉类：动物血等	
水产类：海参、海蜇等	

专家答疑 家庭控尿酸高频问题

痛风急性发作期应避免食用哪些蔬菜？

蔬菜虽然是植物性食物，嘌呤含量较低，但在痛风急性发作时还是要注意避免中、高嘌呤含量的蔬菜。这些蔬菜虽然每 100 克中的嘌呤含量低于肉类和海鲜类，但由于一餐中蔬菜的摄入量较多，还是有可能导致摄入过多嘌呤。中、高嘌呤含量的蔬菜主要有豌豆、西蓝花等。

急性发作期控尿酸的精选食谱

热量／人
167 千卡

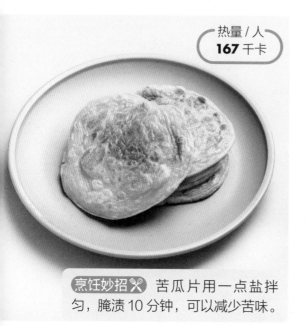

烹饪妙招 🍴 苦瓜片用一点盐拌匀，腌渍 10 分钟，可以减少苦味。

玉米苦瓜煎蛋饼 (主食)

材料　苦瓜 150 克，玉米粒、玉米粉、小麦粉各 30 克，鸡蛋 1 个。

调料　盐、胡椒粉各 3 克。

做法

1 鸡蛋打散；苦瓜洗净，切薄片，用盐腌 10 分钟；玉米粒洗净，焯熟，捞出放在冰水里。

2 碗内倒入小麦粉和玉米粉，然后倒入打散的蛋液，搅拌均匀，加适量盐和胡椒粉，将苦瓜和玉米粒沥干水分后倒在面糊里搅拌均匀。

3 起锅放油，烧至七成热时将面糊倒进锅内煎，煎至两面金黄即可。

热量／人
32 千卡

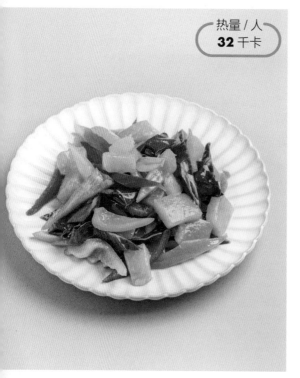

时蔬炒魔芋 (热菜)

材料　魔芋豆腐 300 克，紫甘蓝 30 克，柿子椒、红彩椒、黄彩椒各 20 克。

调料　蒜片少许，盐适量。

做法

1 魔芋豆腐洗净，切片，放沸水中焯烫，捞出沥干；柿子椒、红彩椒、黄彩椒和紫甘蓝分别洗净，切条。

2 锅内倒油烧至七成热，放入蒜片炒至微黄，再放魔芋豆腐片翻炒均匀。

3 加入柿子椒条、红黄彩椒条、紫甘蓝条翻炒 2 分钟，加盐调味即可。

烹饪妙招 🍴 魔芋搭配富含矿物质和维生素的蔬菜一起食用，能提高营养价值。

葱油萝卜丝 (凉菜)

材料 白萝卜300克，大葱60克。
调料 盐3克。
做法

1 白萝卜洗净，去皮，切丝，用盐腌渍，沥水，挤干；大葱洗净，切丝。
2 锅置火上，倒油烧至六成热，下葱丝炸出香味，浇在萝卜丝上拌匀即可。

烹饪妙招 萝卜丝用盐腌制15分钟到30分钟后，水分渐渐被腌出来。可适当去除部分腌汁，口感更好，且无辛辣味。

热量/人
22千卡

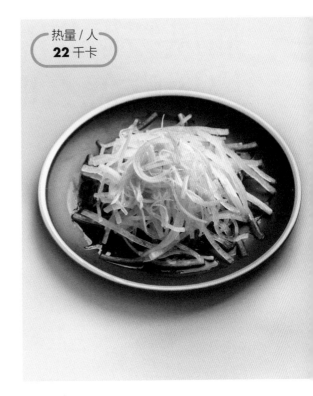

双仁拌茼蒿 (凉菜)

材料 茼蒿300克，熟松仁、熟花生米各30克。
调料 盐、香油各2克。
做法

1 茼蒿择洗干净，下入沸水中焯1分钟，捞出，过凉，沥干水分，切段。
2 取盘，放入茼蒿段，加盐和香油拌匀，撒上熟松仁和熟花生米即可。

烹饪妙招 茼蒿不仅要焯水，还得过一遍凉水，这样口感就会十分脆爽，再加上调味品，好吃又入味。

热量/人
147千卡

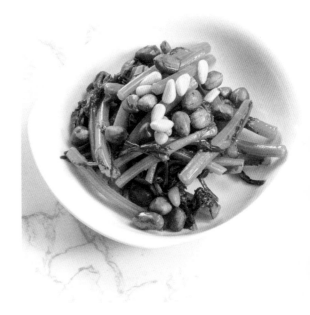

痛风缓解期患者控尿酸怎么吃

适量中、低嘌呤饮食，提升免疫力，代谢多余尿酸

适量补充高蛋白食物

痛风缓解期患者的尿酸升高，多考虑是因为饮食习惯不良，或者是体内嘌呤代谢异常，从而导致尿酸生成过多。建议患者可适当食用高蛋白食物，比如牛奶、鸡蛋、鱼肉等，补充身体所需营养，有利于维持机体各组织细胞的正常生理功能，对于病情的恢复有一定好处。

适当增加富含维生素的食物

痛风缓解期患者可以适当食用富含维生素的食物，比如番茄、西蓝花、圆白菜等，既能够补充身体所需维生素，还可以促进机体的新陈代谢，有利于尿酸的排出，对于病情的恢复也有好处。

适量中、低嘌呤饮食

建议患者适量食用中、低嘌呤的食物，比如小麦、高粱、芋头、叶类和瓜类蔬菜等，减少体内尿酸的生成。

痛风缓解期的饮食原则

- ☑ 在痛风缓解期，可以恢复正常的均衡饮食。蛋奶类、蔬果类和主食类基本与正常饮食相同。
- ☑ 肉类和海鲜要在种类上精挑细选，选择嘌呤含量相对低的。
- ☑ 养成多喝水的习惯，戒酒。
- ☑ 饮食的目标是将血尿酸值长期控制在正常范围内，控制热量的摄入，保持正常体重。
- ☑ 慎选嘌呤含量高的食物，合理选择中嘌呤含量食物。
- ☑ 可通过一些烹调技巧来减少鱼和肉中的嘌呤含量，比如用蒸、烤、煮的烹调方法，少用油炸，少喝鱼汤、肉汤。
- ☑ 烹调以植物油为主，少用动物油。

痛风缓解期什么能吃，什么不能吃

推荐食物	不推荐食物
蔬菜类：白萝卜、胡萝卜、黄瓜、番茄、白菜、芹菜、莴笋、莲藕、豆角等	肉类：动物内脏等
水果类：樱桃、猕猴桃、苹果、梨、西瓜、草莓、杏等	水产类：带壳海鲜，如蛤蜊、蚌等；沙丁鱼、带鱼等
谷薯豆类：大米、面粉、苏打饼干、麦片、面包、馒头、面条、通心粉、山药、芋头、土豆等	
蛋奶类：鸡蛋、牛奶、酸奶等	
菌藻类：蘑菇、海带、木耳等	
肉类：鸡肉、牛肉、猪瘦肉、羊瘦肉、动物血等	
水产类：海蜇、海参等	

痛风缓解期控尿酸的精选食谱

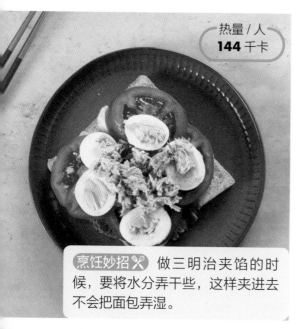

热量/人
144 千卡

做三明治夹馅的时候，要将水分弄干些，这样夹进去不会把面包弄湿。

金枪鱼开放式三明治 （主食）

材料 金枪鱼罐头 30 克，番茄 50 克，吐司 3 片，生菜、洋葱各 60 克，鸡蛋 1 个。

做法

1 番茄洗净，切片；鸡蛋煮熟，去壳，切片；洋葱洗净，切碎；生菜洗净备用。

2 吐司上放生菜，从罐头里取出适量金枪鱼，铺在生菜上，依次铺上番茄片和鸡蛋片，再撒上洋葱碎即可。

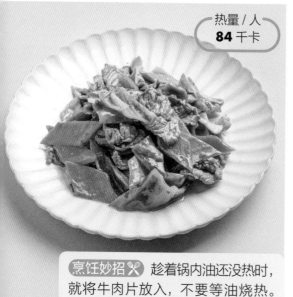

热量/人
84 千卡

趁着锅内油还没热时，就将牛肉片放入，不要等油烧热。这样快速翻炒，肉片和油同时加热，油会将肉片表面包裹起来，这样炒出来的牛肉就不容易变老变柴。

柿子椒炒牛肉片 （热菜）

材料 牛瘦肉 150 克，柿子椒 300 克，胡萝卜 90 克。

调料 花椒粉、淀粉、香油、酱油、盐各适量。

做法

1 牛瘦肉用水冲洗一下、切片；柿子椒洗净，切片；胡萝卜洗净，切片。

2 牛瘦肉片加花椒粉、淀粉、香油和酱油抓匀，腌渍 15 分钟。

3 锅置火上，倒入适量油烧热，下入牛肉片煸熟，放入柿子椒片和胡萝卜片炒至断生，加盐调味即可。

茼蒿炒蛋 （热菜）

材料 茼蒿 350 克，鸡蛋 2 个。

调料 盐 3 克。

做法

1 茼蒿择洗干净，焯水，切段；鸡蛋打散成蛋液，备用。

2 炒锅置火上，油热后倒入鸡蛋液，炒散后倒入茼蒿段翻拌均匀，出锅前放盐即可。

烹饪妙招 ✕ 洗净的茼蒿放入开水中翻拌一下立即捞出切段，这样可以减少炒的时间，保留原有味道。

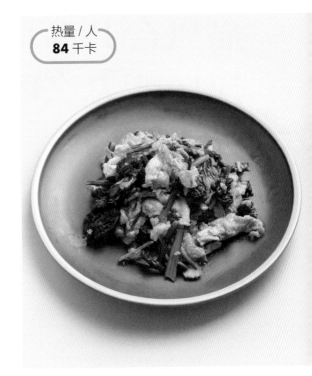

热量 / 人
84 千卡

菠菜猪血汤 （汤羹）

材料 猪血 300 克，菠菜 200 克，枸杞子 5 克。

调料 盐 2 克，姜片 8 克，葱花 5 克，香油少许。

做法

1 菠菜洗净，焯水后切段；猪血洗净后切块。

2 锅内放植物油烧热，炒香姜片、葱花，放适量开水、猪血块煮沸，加菠菜段稍煮，加盐、香油调味，撒上枸杞子即可。

烹饪妙招 ✕ 买回的猪血切记不要放冰箱冷冻，否则猪血会冻坏。可以用淡盐水将猪血泡起来，放在冰箱冷藏，一定要让水没过猪血，这样保存 3~4 天没有问题。

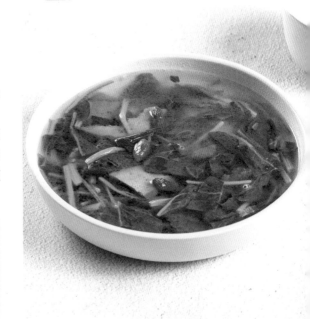

热量 / 人
74 千卡

痛风合并高血压患者控尿酸怎么吃

控制高钠盐饮食，降压排尿酸效果好

盐对于痛风患者的影响主要来源于钠，钠过高会影响尿酸的排泄，对于痛风合并高血压患者而言，控盐同时也是防控高血压的必要手段。高盐食物摄入过多，还会增加肾脏排泄钠离子的负担，可能会让肾脏病变进一步加重。控制钠盐饮食需要做到以下几点。

控制每日摄入钠盐量：根据我们的饮食特点，建议每日摄入食盐不超过5克；如已经有相关肾脏损害，那么就需要控制在5克以下；如果合并高血压，则每日摄入食盐不超过3克。

控制调味料：味精、鸡精、蚝油和酱油中不仅含有较多的钠盐，还有能够产生尿酸的核苷酸，因此要减少这些调味料的使用；可以用醋代替，还能调整血脂。

控制酱类及腌制食物：辣椒酱、沙拉酱、豆瓣酱等含有较多的钠盐，容易诱发痛风急性发作；罐头、腊肉、泡菜、酸菜、豆腐乳等腌制食品也含有较多的钠盐，尽量少吃，痛风发作期不吃。

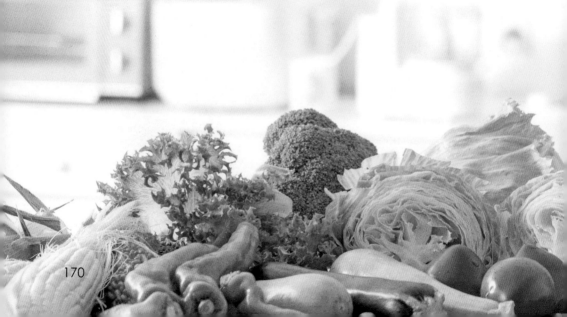

痛风合并高血压的饮食原则

- ☑ 避免"三高食品"——高热量、高脂、高盐。
- ☑ 饮食宜清淡，低盐饮食，可适当增加富钾食物的摄入。
- ☑ 适当限制蛋白质的摄入，牛奶、鸡蛋嘌呤含量低，可作为蛋白质的首选来源；控制甜食的摄入，并保持理想体重；肥胖患者应适当减脂。
- ☑ 多吃膳食纤维含量丰富的新鲜蔬菜。
- ☑ 戒酒；少吃辛辣刺激性的食物及调味料。
- ☑ 适量饮用黑咖啡和茶，可增加肾脏血流量，促进尿酸排泄；并能改善胰岛素抵抗，降低尿酸水平。

痛风合并高血压什么能吃，什么不能吃

推荐食物	不推荐食物
蔬菜类：土豆、茄子、洋葱、番茄、冬瓜等	蔬菜类：腌制咸菜等
水果类：樱桃、李子、橘子、苹果等	水果类：高糖水果和果汁
谷薯豆类：大米、面粉、糙米、燕麦、山药、玉米、绿豆、红豆等	肉类：加工肉制品，如咸肉、火腿等，动物内脏，肉汤等
蛋奶类：鸡蛋、鸭蛋、牛奶、酸奶等	水产类：沙丁鱼、带鱼、牡蛎等
菌藻类：木耳、金针菇等	
肉类：猪瘦肉、牛肉、动物血、去皮禽肉等	
水产类：草鱼、海参、海蜇等	

痛风合并高血压控尿酸的精选食谱

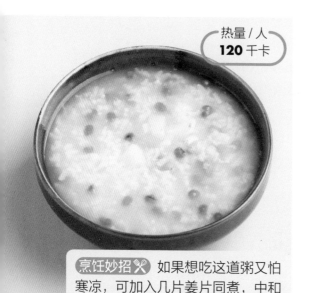

热量/人
120 千卡

荸荠绿豆粥 (主食)

材料　荸荠 150 克，绿豆 50 克，大米 30 克。

调料　冰糖、柠檬汁各适量。

做法

1. 荸荠洗净，去皮，切碎；绿豆洗净，浸泡 4 小时后蒸熟；大米淘洗干净，浸泡 30 分钟。
2. 锅置火上，倒入荸荠碎、冰糖、柠檬汁和清水，煮成汤水。
3. 另取锅置火上，倒入适量清水烧开，加大米煮熟，加入蒸熟的绿豆稍煮，倒入荸荠汤水搅匀即可。

烹饪妙招 如果想吃这道粥又怕寒凉，可加入几片姜片同煮，中和该粥的寒性。

热量/人
121 千卡

松仁玉米 (热菜)

材料　嫩玉米粒 200 克，黄瓜 50 克，去皮松仁 30 克。

调料　盐 2 克。

做法

1. 玉米粒洗净，焯水，捞出；松仁煎香，捞出；黄瓜洗净，切丁。
2. 油锅烧热，放玉米粒、黄瓜丁炒熟，加盐略炒，加松仁炒匀即可。

烹饪妙招 玉米用沸水焯烫后烹制，可减少炒菜用油，更适合痛风合并高血压患者食用。

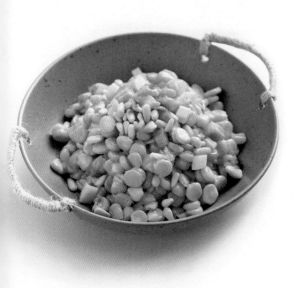

番茄鸡蛋汤 (汤羹)

材料 番茄150克, 鸡蛋1个。

调料 盐2克, 香油1克, 香菜段3克。

做法

1 鸡蛋磕入碗中, 打散成蛋液; 番茄洗净, 去蒂, 切小块。

2 锅置火上, 加入清水大火煮沸, 放入番茄块煮1分钟, 淋入蛋液搅匀, 下入香菜段, 淋香油、加盐调味即可。

烹饪妙招🍴 也可在番茄汤烧开后继续煮30秒, 改小火, 将鸡蛋液缓慢均匀地倒入锅中, 用勺子轻轻推动片刻, 这样做出来的蛋花非常好看且鲜嫩爽口。

热量/人
35 千卡

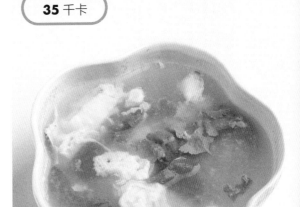

洋葱芹菜菠萝汁 (饮品)

材料 芹菜、菠萝各150克, 洋葱90克。

做法

1 菠萝、洋葱分别洗净, 去皮, 切丁; 芹菜洗净切段, 焯水。

2 将备好的材料放入榨汁机中加水榨汁, 搅拌均匀即可。

烹饪妙招🍴 芹菜段焯水后榨汁, 口感鲜香, 不涩。

热量/人
41 千卡

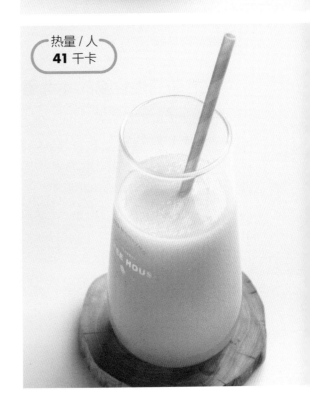

痛风合并血脂异常患者控尿酸怎么吃

控制高脂饮食，降血脂高效排尿酸

一般血脂异常的人更易患痛风，尤其是营养过剩、缺乏运动的人，这类人群通常容易出现血尿酸水平升高和尿酸清除率降低，通常属于尿酸排泄减少型高尿酸血症患者。对于血脂异常人群而言，需要控制脂肪的摄入。

脂肪摄入以植物脂肪为主

控制脂肪摄入总量： 脂肪摄入总量应控制在总热量的20%~25%，每天摄入总量以50克左右为宜；不建议痛风患者吃油炸、烧烤、火锅类食物。

控制动物脂肪摄入： 痛风患者尽量以菜籽油、玉米油、花生油、橄榄油、葵花子油等植物油为主，少食动物油（除鱼油）；不建议吃带皮肉类。

注意动物性食物的参考重量

控制胆固醇的摄入： 胆固醇是人体的重要组成成分之一，但是胆固醇水平对尿酸代谢影响较大，所以建议痛风患者每日摄入胆固醇不超过200毫克。

保证膳食纤维摄入： 膳食纤维包括水溶性膳食纤维和非水溶性膳食纤维两种，可以促进体内脂肪的排泄。建议每天摄入膳食纤维在25~30克。

痛风合并血脂异常的饮食原则

☑ 饮食宜清淡，选择低嘌呤、低脂肪的食物。

☑ 胆固醇含量较高的食物应减少摄入量。

☑ 主食摄入不宜过量，多选择粗粮和全谷类制品。

☑ 严格限制甜食和各种含糖饮料。

☑ 适当增加优质蛋白质摄入比例。

☑ 多摄入新鲜蔬菜；适当摄入低糖水果。

☑ 适当多食钾、钙、镁元素丰富的食物，如各种蔬果以及粗粮、豆类等。

☑ 补充充足的水分，保持体液平衡。饮水以白开水为主，可以适量喝黑咖啡、淡茶等不含糖的饮料。

痛风合并血脂异常什么能吃，什么不能吃

推荐食物	不推荐食物
蔬菜类：白萝卜、胡萝卜、黄瓜、番茄、大白菜、芹菜等	蔬菜类：腌制咸菜等
水果类：樱桃、苹果、梨、西瓜、草莓、柠檬、杏等	水果类：高糖水果
谷薯豆类：大米、山药、土豆等	肉类：加工肉制品、动物内脏、肉汤等
蛋奶类：鸡蛋、脱脂牛奶等	水产类：虾子、鲅鱼、鱿鱼等
菌藻类：木耳等	
肉类：动物血等	
水产类：海参、海蜇等	

痛风合并血脂异常控尿酸的精选食谱

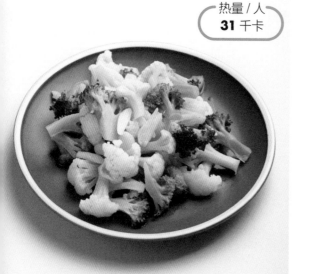

热量 / 人
31 千卡

双色菜花 〔热菜〕

材料 西蓝花、菜花各 200 克。

调料 蒜片、盐各适量。

做法

1 西蓝花和菜花洗净，掰成小朵，放入开水锅中焯水，捞出过凉备用。

2 锅中放油烧热，加蒜片爆香，放入焯好的西蓝花和菜花，加盐，翻炒均匀即可。

〔烹饪妙招〕 好的菜花一般呈白色、乳白色或微黄，颜色黄一点儿的菜花比白色的口感要好。

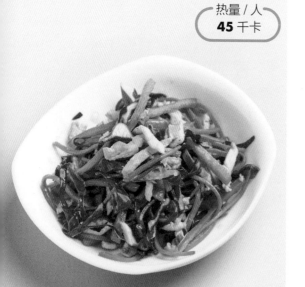

热量 / 人
45 千卡

紫甘蓝炒鸡丝 〔热菜〕

材料 紫甘蓝 200 克，柿子椒、胡萝卜、鸡胸肉各 50 克。

调料 葱花 5 克，盐 2 克，香油、醋各少许。

做法

1 紫甘蓝洗净，切丝；胡萝卜去皮，洗净，切丝；柿子椒洗净，去蒂除子，切丝；鸡胸肉洗净，切丝。

2 锅置火上，倒入油烧热，放葱花炒香，放入鸡丝和胡萝卜丝煸熟，下入紫甘蓝丝和柿子椒丝翻炒 1 分钟，用盐、香油、醋调味即可。

〔烹饪妙招〕 炒制此菜时，倒入适量醋不仅可让紫甘蓝保持艳丽的颜色，营养成分也能更好地保留。

木耳拌黄瓜 （凉菜）

材料 黄瓜 250 克，水发木耳 100 克。
调料 醋、白糖各适量，盐 2 克。
做法

1 黄瓜去蒂洗净，切丝，撒上盐，腌 10 分钟左右，挤去盐分，放在盘中；木耳去杂质洗净，切丝。

2 小碗中放入醋、白糖调匀，制成调味汁。

3 木耳丝放入黄瓜丝盘内，食用时浇上调味汁拌匀即可。

烹饪妙招 泡发木耳时不可用热水，因为热水泡发会导致木耳的营养成分流失，还会影响口感。

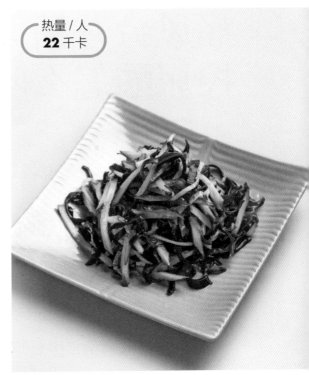

热量 / 人
22 千卡

芹菜番茄汁 （饮品）

材料 番茄 300 克，芹菜 150 克。
调料 柠檬汁适量。
做法

1 番茄洗净，切小块；芹菜洗净，切小段。

2 将番茄块、芹菜段放入榨汁机中，加适量水，启动榨汁机，榨好后加入柠檬汁搅匀即可。

烹饪妙招 购买番茄时，观察一下番茄的顶部，如果顶部凹陷下去就是自然成熟的番茄，如果顶部凸出来就是打药催熟的番茄。

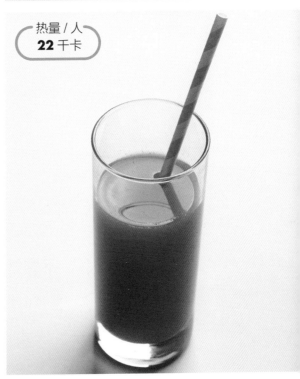

热量 / 人
22 千卡

痛风合并糖尿病患者控尿酸怎么吃

以低糖、低嘌呤饮食为主，控糖又降尿酸

降低淀粉摄入量和优选低生糖指数（GI）食物

糖尿病患者通常懂得控制淀粉类主食的摄入量，米饭、馒头、面条之类的食物，不要吃过量。精制米面虽然吃起来没有很大甜味，但它们升血糖的速度快。粗粮在胃里停留的时间较长，饭后血糖升高的速度较慢。

餐餐吃新鲜蔬菜，少量吃水果

每日蔬菜摄入量在300~500克，深色蔬菜占1/2以上；糖尿病患者两餐之间应选择低GI水果（因为果糖是心血管疾病及痛风的独立危险因素，它在肝脏内代谢可产生大量的尿酸生成前体，导致血尿酸水平增加；它还可以导致胰岛素抵抗，间接增加血尿酸水平），比如樱桃、猕猴桃、草莓、桃等。

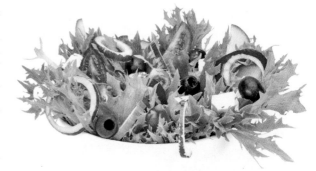

不喝含果糖饮料，不要饮酒

果糖在体内代谢过程中的一些副产物会转化为尿酸，而且果糖还会抑制尿酸的排泄，加重痛风，所以痛风患者不要喝含果糖饮料。

酒精可以引起乳酸的升高，抑制尿酸的排泄，还能够使其他食物中的嘌呤合成尿酸增多，所以痛风患者要严格戒酒。

痛风合并糖尿病的饮食原则

☑ 主食根据自己的身体状况，合理选择粗细粮搭配，多选择全谷类食物。也可用土豆、红薯等代替部分米面。注意控制摄入量，不要过多。

☑ 尽量"三低饮食"——低嘌呤、低脂肪、低热量。

☑ 确定每天的进食量，少食多餐，可分成5~6餐吃。

☑ 避免进食各种含糖食物，如甜食、甜饮料等。

☑ 饭菜要清淡，尽量选择植物油。

☑ 多吃蔬菜，以可生食的蔬菜代替部分水果，补充身体所需的营养素，帮助控血糖，缓解痛风症状。

☑ 晚上睡觉之前可喝一杯纯牛奶，250克左右。

痛风合并糖尿病什么能吃，什么不能吃

推荐食物	不推荐食物
蔬菜类：圆白菜、黄瓜、生菜、番茄、菠菜等	**水果类**：柿子、香蕉、红枣、荔枝、桂圆等
水果类：苹果、杨梅、樱桃、草莓、香瓜、柚子等	**谷薯豆类**：精白米面
谷薯豆类：玉米、藜麦、荞麦、苦荞、红豆等	**肉类**：加工肉制品，如香肠、午餐肉、火腿等
蛋奶类：鸡蛋、牛奶、无糖酸奶等	**水产类**：带壳海鲜；多脂鱼，如带鱼、凤尾鱼、沙丁鱼、鲅鱼等
菌藻类：木耳、鲜香菇等	**饮料类**：各种含糖饮料，如雪碧、可乐等
肉类：猪瘦肉、猪血、牛肉、羊肉等	
水产类：海参、海蜇等	
饮料类：绿茶、红茶等	

痛风合并糖尿病患者控尿酸的精选食谱

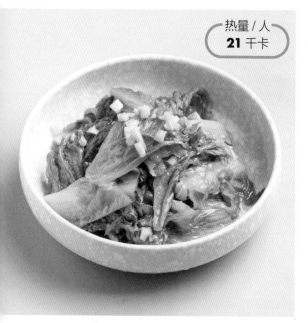

热量/人
21 千卡

蒜蓉生菜 （热菜）

材料 生菜 300 克，大蒜 20 克。

调料 葱末、姜末、生抽各 3 克。

做法

1 大蒜洗净，去皮，切末；生菜洗净，撕成大片，焯熟，控水，盛盘。

2 锅内倒油烧热，爆香葱末、蒜末、姜末，放生抽和少许水烧开，浇在生菜上即可。

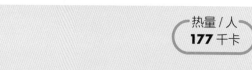 生菜清洗之前不要撕，要先洗后撕，用水轻轻冲洗就好，以免维生素大量流失。

热量/人
177 千卡

土豆鸡蛋饼 （主食）

材料 土豆150 克，鸡蛋 1 个，面粉 90 克。

调料 葱花、盐、花椒粉各适量。

做法

1 土豆洗净，去皮，切丝；鸡蛋打散备用。

2 土豆丝、鸡蛋液、葱花和适量面粉放在一起，加入盐、花椒粉，再加适量水搅拌均匀制成面糊。

3 锅置火上，倒油烧至六成热，放入面糊，小火慢煎。

4 待面糊凝固，翻面，煎至两面金黄即可。

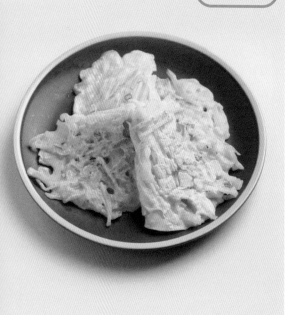 面粉和水不要一次性加入太多，边加边用筷子不断搅拌，直到均匀。

苦瓜拌木耳 （凉菜）

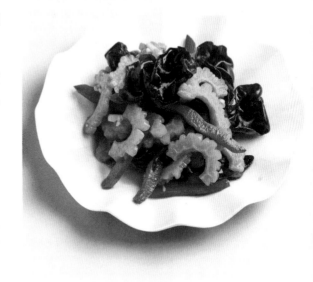

热量/人
21 千卡

材料 苦瓜200克，干木耳5克，红彩椒25克。

调料 蒜末、盐、生抽、醋、橄榄油各适量。

做法

1 苦瓜洗净，去子，切片；木耳泡发撕小朵；红彩椒洗净，切丝；蒜末、盐、生抽、醋、橄榄油调成汁备用。

2 木耳、苦瓜片分别焯熟备用。

3 将所有材料放入盘中，倒入调味汁，拌匀即可。

烹饪妙招 苦瓜焯水的时间如果过长，苦瓜的营养会流失，一般20~30秒就好了。

凉拌红薯叶 （凉菜）

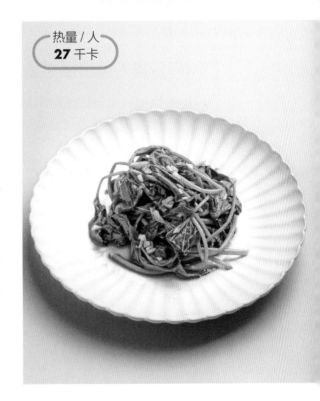

热量/人
27 千卡

材料 红薯叶300克。

调料 生抽、蒜末各3克，醋4克，盐1克，香油2克。

做法

1 红薯叶洗净，放入沸水中焯熟，捞出沥干，装入盘内。

2 加盐、生抽、蒜末、醋拌匀，淋上香油即可。

烹饪妙招 红薯叶焯水时加盐和植物油能锁住叶子里的营养物质，同时还能保持翠绿的颜色。

痛风合并肾病患者
控尿酸怎么吃

控制蛋白质摄入量和高钾饮食，帮助肾脏排出更多尿酸

避免高蛋白质饮食

蛋白质是我们身体活动的物质基础，缺乏蛋白质容易导致抵抗力下降。但是如果蛋白质摄入过多或者肾脏功能已经有损害，那么就要合理控制蛋白质的摄入量，不宜过多摄入，否则可能导致肾脏负担加重，对改善肾功能不利。

控制每日摄入蛋白质总量

痛风患者摄入的蛋白质按照每日每千克标准体重供给0.8~1克，蛋白质提供的热量应该占每日摄入总热量的10%~15%，即使痛风发作期也要保证每日蛋白质的摄入满足最低需求。

痛风患者建议以植物蛋白为主，比如小麦、面粉、大米等主食中都有较多的植物蛋白；痛风缓解期的患者可以每天食用50克左右的豆腐，但不建议吃干黄豆、干绿豆等。

为了均衡营养，痛风患者可以适量摄入鸡蛋、牛奶等动物蛋白，进食一些禽类、畜类、鱼类等肉类。

常见动物性食物蛋白质含量：牛肉每100克含有20克蛋白质，鲤鱼肉每100克含有17.6克蛋白质，鸡肉每100克含有20.3克蛋白质，猪瘦肉每100克含有20.3克蛋白质。

控制高钾饮食

钾在人体所含矿物质中，含量仅次于钙和磷，属于人体电解质的主要成分，有维持细胞内外渗透压及酸碱平衡的作用。钾有助于人体通过利尿作用而促进尿酸排出。但是对于痛风合并肾功能不全的患者，如果摄入钾过多，可能导致高钾血症，所以要控制高钾饮食。

在日常饮食中，钾和钠的摄入量以 2 ：1 为宜，正常人每日摄入钾不超过 2000 毫克，出现肾功能损害的痛风患者每日摄入钾总量不超过 1000 毫克。

日常少吃高钾食物，比如银耳、木耳、紫菜等菌藻类食物，毛豆、蚕豆、菠菜等蔬菜，香蕉、菠萝蜜、柿子、橘子等水果。

痛风患者建议先检查肾功能和血钾；肾功能不全时，钾的排出较慢，需要多注意，尤其要慎食钾盐。

降低钾含量的烹饪方法

蔬菜类

蔬菜可以在炒、煮之前，切好后用水冲洗或焯水之后再烹饪。这样可以去除掉30%~70%的钾。葱、洋葱等用足量的水冲洗后控去水分再料理，可以减少大约一半的钾。

水果类、菇类

水果中比较硬的苹果、梨子等，快速煮一下可以去除部分钾。钾含量比较多的菌类，特别是干品（干香菇等），哪怕只是用水泡一下再烹饪，都能够去除较多的钾。

面类

与切面相比，挂面类（荞麦面、素面）煮的时间更长，所以能够除去更多的钾。

痛风合并肾病的饮食原则

☑ 摄入过多的嘌呤，会增加血液中的尿酸含量，从而增加肾结石、尿路结石的风险，并加重肾脏问题。因此，在日常饮食中要避免摄入过多高嘌呤食物。

☑ 肾功能正常的患者，可以按照高尿酸血症和痛风患者的蛋白质建议来选择肉蛋奶等食物。如果肾功能不全则需要限制蛋白质摄入，应按照医生或临床营养师的指导来选择高蛋白食物。

☑ 超重或肥胖的患者，务必控制体重。体重过重不但会加重痛风的症状，还会给肾脏带来沉重负担。

☑ 痛风和肾结石患者应多饮水，普通患者可参照痛风建议的饮水量，每天饮水 2000～3000 毫升；肾功能异常的水肿患者应适当限制饮水量，可参考 24 小时尿量，量出为入。

☑ 严格限制盐的摄入，无水肿者每天不超过 5 克盐；有水肿者应遵照医生建议来摄入食盐，并限制含钠高的食物。

痛风合并肾病什么能吃，什么不能吃

推荐食物	不推荐食物
蔬菜类：白萝卜、胡萝卜、黄瓜、番茄、大白菜、芹菜等 **水果类**：樱桃、苹果、梨、西瓜、草莓、柠檬、杏等 **谷薯豆类**：大米、面粉、山药、土豆等 **蛋奶类**：鸡蛋、脱脂牛奶等 **肉类**：动物血等 **水产类**：海参、海蜇等	**谷薯豆类**：干豆类 **肉类**：动物内脏、肉汁、肉汤等 **水产类**：甲壳类水产品、多脂鱼类

痛风合并肾病患者控尿酸的精选食谱

山药炒芥蓝 (热菜)

材料　山药 150 克，芥蓝 300 克。
调料　盐适量。
做法

1　山药洗净，去皮切块，焯熟盛出；芥蓝洗净，斜刀切段，焯熟盛出。
2　锅内倒油烧热，倒入焯好的山药段和芥蓝段翻炒，加盐调味即可。

(烹饪妙招 ✂) 山药黏液中含有植物碱，有些人接触会引发过敏反应（手痒、发红），故去山药皮时最好戴上手套。

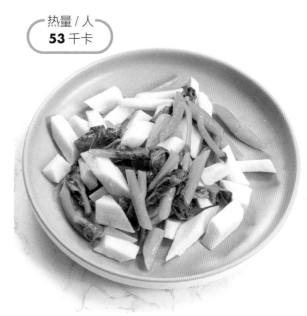

热量 / 人
53 千卡

黑芝麻糊 (饮品)

材料　黑芝麻 50 克，糯米粉 100 克。
做法

1　黑芝麻挑去杂质，炒熟，碾碎；糯米粉加适量清水，调匀。
2　将黑芝麻碎倒入锅内，加适量水大火煮开，水开后改为小火，加白糖调味。
3　把糯米汁慢慢淋入锅内，搅成浓稠状即可。

(烹饪妙招 ✂) 黑芝麻碾碎食用，营养价值更高。因为黑芝麻的外皮营养很丰富，食用时将其碾碎，有助于吸收，搭配豆浆和牛奶一起食用，营养加倍。

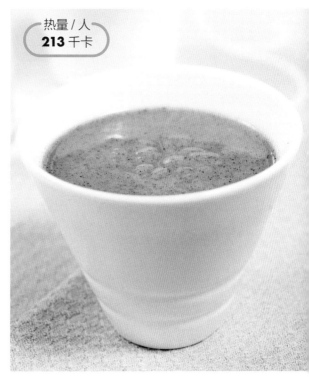

热量 / 人
213 千卡

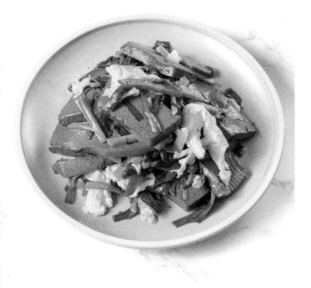

热量 / 人
75 千卡

韭菜鸡蛋炒鸭血 （热菜）

材料 韭菜、鸭血各 100 克，鸡蛋
1 个，红彩椒 30 克。

调料 盐 2 克，姜片、蒜片各适量。

做法

1 韭菜择洗干净，切段；红彩椒洗净，
去蒂及子，切丝；鸡蛋打散，炒熟，
盛出备用。

2 鸭血洗净，切厚片，放入加了姜片、
蒜片的开水中煮熟，捞出。

3 锅内倒油烧热，加入韭菜段翻炒，
倒入鸭血片、彩椒丝、鸡蛋稍炒，
加盐调味即可。

烹饪妙招 🍴 鸭血有腥味，所以需
要加姜片和蒜片提前焯一下，但注
意不要焯太久，避免煮老。

热量 / 人
206 千卡

牛奶荞麦饮 （饮品）

材料 荞麦 100 克，牛奶 300 克，鸡
蛋 1 个。

做法

1 荞麦洗净，沥干，放入锅中炒至香
脆，取出研末，放碗中备用。

2 鸡蛋打入碗内，淋入沸水，烫成蛋
花备用。

3 热好的牛奶倒入碗中，放入荞麦末、
蛋花搅匀即可。

烹饪妙招 🍴 炒荞麦时，要不断翻
炒，当大部分荞麦变成金色，颗粒
变饱满时关火，放凉即可。

吃动平衡
全家人都适合的控尿酸运动处方

八段锦是我国民间流传的以八节动作组合而成的保健操，除具有强筋骨、利关节、通血脉、调脏腑等功能外，还能调节大脑神经的兴奋和抑制过程，消除大脑的紧张和疲劳，促进新陈代谢，提高机体免疫功能。八段锦术式简单、运动量适中、不受环境场地的限制，适用于痛风、神经衰弱、高血压、冠心病、颈椎病等病症的调养。

八段锦的练习时间

每个动作一般做 4~20 次，每天可练习整套动作 1~2 次。

八段锦的具体招式

预备式

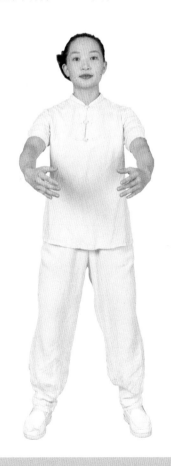

并步站立，头正颈直，两臂垂于体侧。左脚开步，与肩同宽。随着吸气，两臂内旋、侧起。随着呼气，画弧合抱于腹前，微屈膝。练习过程中保持顺畅呼吸。

第一式：两手托天理三焦

三焦即包括五脏六腑的身体系统，通过双手上托，缓缓用力，可有效抻拉手臂、肩背，同时，双臂反复地上举、下落，还可锻炼肘关节、肩关节和颈部。

操作方法

❶ 两手在腹前交叉，继而上托至胸前。

❷ 翻掌上撑，目视两手。两臂继续上撑，腰背竖直，目视前方，保持2秒钟。

❸ 两臂从两侧下落至腹前，指尖相对、掌心向上，微屈膝下蹲。

❹ 同样动作重复6次。

上托 •————

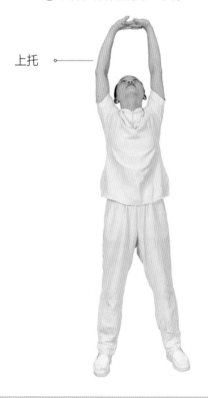

第二式：左右开弓似射雕

该动作通过"左右开弓"的姿势使肝肺二脏相互协调、气机条畅。经常练习能够增加肺活量，消耗脂肪，使精力充沛。

操作方法

❶ 左脚向左侧开半步，直立；两手在胸前交叉，左手在外。

❷ 左手呈八字掌向左推出，右手呈拉弓状置于右肩前；同时，马步下蹲；目视左手方向。

❸ 起身重心移至右腿，左腿自然伸展；两手变掌，左手位置不动，右手向右前方画弧至与肩同高；目视右手方向。

❹ 左脚收回成并步站立，两臂弧形下落至小腹前，指尖相对、掌心向上。

❺ 接着做右侧动作，方向相反；一左一右为1次，共做3次。最后一拍，右脚收回，与肩同宽，微屈膝，两手置于腹前。

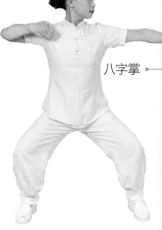

八字掌 •————

第三式：调理脾胃须单举

这个动作可以牵拉腹腔，对腹腔内脏有一定按摩作用。

操作方法

❶ 从屈膝状态起身，左手经体前上托于胸前，右手微微下移，左手指尖指向斜上方，右手指尖指向斜下方。

❷ 两手同时翻掌，左手上撑、右手下按，目视前方。

❸ 屈膝下蹲，左手从体前下落，右手经体前上移，两手同时回到小腹前，指尖相对、掌心向上。

❹ 接着做右侧动作，方向相反。一左一右为1次，共做3次。

❺ 最后一拍，左手不动，右手从前下落至右髋旁。

第四式：五劳七伤往后瞧

该动作可以调节大脑与脏腑联络的交通要道——颈椎；同时挺胸，刺激胸腺，有助于增强免疫和体质。

操作方法

❶ 从屈膝状态起身，两臂自然向斜下方伸展，掌心向上。

❷ 头向左后转；两臂外旋，肩胛骨收紧。

❸ 头转正；两臂画弧，于髋关节两侧按掌；屈膝下蹲；同起始动作。

❹ 接着做右侧动作，方向相反；一左一右为1次，共做3次。

❺ 最后一拍，两臂弧形下落继而上托至腹前，屈膝下蹲。

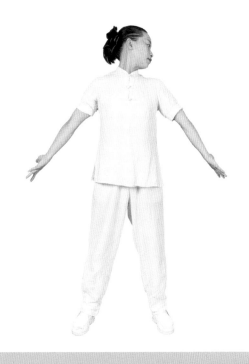

第五式：摇头摆尾去心火

这个动作强调放松，放松是由内到外、由浅到深的锻炼过程，使形体、呼吸轻松舒适无紧张感。常做这个动作，有助于消除腰部、臀部的多余脂肪，并能舒缓情绪，有益身体调养。

操作方法

❶ 右脚开步，两掌上托至头顶。两掌从两侧下落，置于大腿，虎口朝内，马步下蹲，目视前方。重心微起。

❷ 身体右倾，重心移至右腿。身体前俯，目视右脚脚尖。身体前俯，重心移至左腿，目视右脚脚跟。向右前方顶髋，同时头向左、向后绕环1/4周。髋关节按照前、左、后的顺序绕环。

❸ 头回正，目视前方；同时，髋回正，回到马步姿势。

❹ 接着做另一侧动作，方向相反。一左一右为1次，共做3次。

❺ 由马步状态起身，两手从体侧上托，右脚回收至与肩同宽。微屈膝下蹲，两掌从面前下按至腹前，指尖相对。

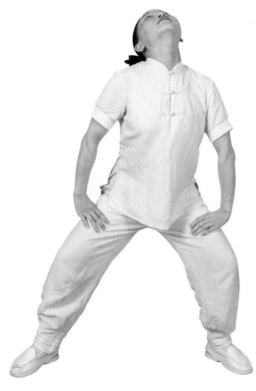

第六式：两手攀足固肾腰

该动作对生殖系统、泌尿系统以及腰背部的肌肉都有调理作用，有助于预防肥胖，调节血糖水平。

操作方法

❶ 转指尖朝前，屈手上举；从屈膝状态起身。两掌掌心朝下，指尖相对经面前下按至胸前。

❷ 翻掌，变掌心朝上，从腋下向后反穿，继而用掌心摩运后腰至臀部。

❸ 体前屈，两掌摩运腿的外侧和后侧，经过两脚外侧，直至盖于脚背上；目视前下方。

❹ 两掌前伸，起身挺直，两臂顺势上举，目视前方。共做6次。

❺ 两手从前方自然下落，指尖朝前，屈膝下蹲。

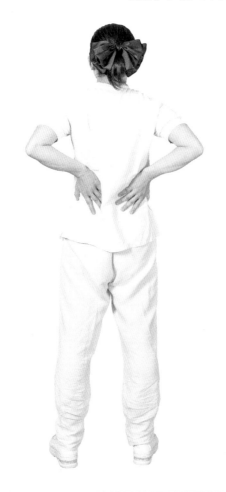

第七式：攒拳怒目增气力

这个动作马步冲拳，怒目瞪眼，可刺激肝经系统，使肝血充盈、调和气血。常做这个动作，能够燃烧腰腿部脂肪，强健筋骨。

操作方法

❶ 左脚向左侧开半步成马步，两手握固于腰间，冲左拳。目视左手方向，怒目瞪眼。

❷ 左手由握固变掌，拇指一侧朝下、掌心朝左。左臂向左旋，左手抓握往回收，握固于腰间。

❸ 接着做右侧动作，方向相反。一左一右为1次，共做3次。

❹ 左脚收回成并步站立，两手变掌落于体侧。

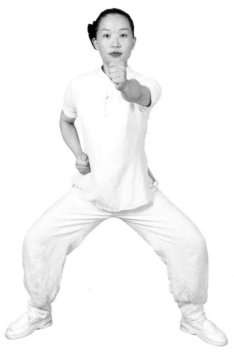

第八式：背后七颠百病消

背后七颠是全套动作的结束。连续上下抖动使肌肉、内脏、脊柱放松，再做足跟轻微着地振动，起到整理的作用。这个动作有助于全身血液循环，对调节血糖有益。

操作方法

❶ 提踵。

❷ 脚跟下落一半。

❸ 脚跟振地。

❹ 共做7次。

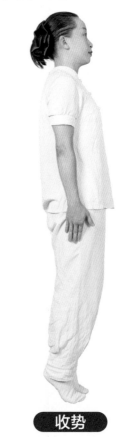

收势

两掌合于腹前，体态安详，周身放松，呼吸均匀，气沉丹田。